Anil Kumar Sahdev

Um estudo comparativo de Acacia arabica e Prosopis julifera

Anil Kumar Sahdev

Um estudo comparativo de Acacia arabica e Prosopis julifera

Um estudo comparativo : Diferentes partes de Acacia arabica (Desi Babool) & Prosopis julifera (Vilayati Babool)

ScienciaScripts

Imprint

Cover image: www.ingimage.com

This book is a translation from the original published under ISBN 978-620-2-06602-0.

Publisher:
Sciencia Scripts
is a trademark of
Dodo Books Indian Ocean Ltd. and OmniScriptum S.R.L publishing group

120 High Road, East Finchley, London, N2 9ED, United Kingdom
Str. Armeneasca 28/1, office 1, Chisinau MD-2012, Republic of Moldova, Europe
Printed at: see last page
ISBN: 978-620-7-87169-8

ÍNDICE

CAPÍTULO 1. INTRODUÇÃO

1.1 A origem, o âmbito e a prática da Farmacognosia

A história dos medicamentos à base de plantas é tão antiga como a civilização humana. Os documentos, muitos dos quais são de grande antiguidade, revelaram que as plantas eram utilizadas medicinalmente na China, na Índia, no Egipto e na Grécia muito antes do início da era cristã. Um dos mais famosos vestígios sobreviventes é o ***Papiro Ebers,*** um rolo com cerca de 60 pés de comprimento e um pé de largura, que data do século XVI antes de Cristo. (Kokate, *et al*,2008) Os indianos também trabalhavam meticulosamente para examinar e classificar as ervas que encontravam, em grupos chamados Gunas. **Charaka** criou cinquenta grupos de dez ervas, cada um dos quais, segundo ele, seria suficiente para as necessidades de um médico comum. Do mesmo modo, **Sushrutha organizou** 760 ervas em 7 conjuntos distintos, com base em algumas das suas propriedades comuns. Ainda hoje, uma grande parte da população indiana depende do sistema indiano de medicina - **Ayurveda, "uma antiga ciência da vida".** Os tratados bem conhecidos da Ayurveda são o **Charaka Samhita** e o **Sushrutha Samhita.** Sabe-se que o primeiro farmacêutico, **Galeno,** tinha no seu boticário uma série de materiais para aliviar a dor, incluindo o ópio. (Agrawal e Paridhavi 2007)

A palavra "Farmacognosia" teve a sua estreia no início do século XIX para designar a disciplina relacionada com as plantas medicinais, tal como registado pelo Dr. K. Ganzinger (*Sci. Pharm.* 1982, 50, 351), os termos "Farmacognosia" e "Farmacodinâmica" foram provavelmente cunhados pela primeira vez por Johann Adam Schmidt no seu manuscrito *Lehrbuch der Materia Medica,* que foi publicado postumamente em Viena em 1811 (Trease e Evans, 2008).

O principal objetivo da farmacognosia é avaliar o valor das matérias-primas e assegurar que o produto final tem o nível exigido. Procedimentos de normalização rigorosos e estudos farmacognósticos de plantas medicinais reduziriam drasticamente muitos dos acidentes em prescrições incorrectas de medicamentos tradicionais à base de plantas. (Kumar, *et al* ,2007)

Em poucas palavras, a farmacognosia é uma ponte importante entre as ciências farmacêuticas e as ciências básicas. A farmacognosia é um elo vital entre os sistemas de medicina ayurvédica e alopática. Fornece um sistema em que os princípios activos de medicamentos brutos derivados de origem natural podem ser dispensados, formulados e fabricados em formas de dosagem aceitáveis para o sistema alopático de medicina.

1.2 Produtos naturais em medicina

Os produtos naturais são produtos provenientes de várias fontes naturais, plantas, micróbios e animais. Podem ser um organismo inteiro (por exemplo, uma planta, um animal ou um microrganismo), uma parte de um organismo (por exemplo, folhas ou flores de uma planta, um órgão animal isolado), um extrato de um organismo ou parte de um organismo e um exsudado, ou um composto puro (por exemplo, alcalóides, cumarinas, flavonóides, lignanas, esteróides e terpenóides) isolado de plantas, animais ou microrganismos (Sastri,1993). A utilização de produtos naturais, especialmente plantas, para a cura é tão antiga e universal como a própria medicina. Os produtos naturais têm sido uma parte integrante dos antigos sistemas de medicina tradicional, por exemplo, chinês, ayurvédico e egípcio. Ainda hoje, existem tradições contínuas de terapia com produtos naturais em todo o terceiro mundo, especialmente no Oriente, onde numerosos minerais, substâncias animais e plantas ainda são de uso comum. Este recente ressurgimento do interesse pelos remédios vegetais foi estimulado por vários factores (Wickramasinghe, 2006):

- A eficácia das plantas medicinais.
- A preferência dos consumidores por terapias naturais, um maior interesse por medicinas alternativas e uma crença errónea comum de que os produtos à base de plantas são superiores aos produtos manufacturados (Bodeker, *et al*, 2005).
- A insatisfação com os resultados dos medicamentos sintéticos e a crença de que os medicamentos à base de plantas podem ser eficazes no tratamento de certas doenças em que as terapias e os medicamentos convencionais se revelaram inadequados.
- O custo elevado e os efeitos secundários da maioria dos medicamentos modernos.
- Melhorias na qualidade, eficácia e segurança dos medicamentos à base de plantas com o desenvolvimento da ciência e da tecnologia.
- Os doentes acreditam que os seus médicos não identificaram corretamente o problema, pelo que consideram que os remédios à base de plantas são outra opção.
- Um movimento de auto-medicação.

As plantas medicinais são geralmente conhecidas como "minas de ouro químicas", uma vez que contêm substâncias químicas naturais que são aceitáveis para os sistemas humano e animal. Das 2.50.000 espécies de plantas superiores existentes na Terra, mais de 80.000 são de natureza medicinal. O Livro Vermelho de Dados da Índia tem 427 entradas de espécies ameaçadas de extinção, das quais 28 são consideradas extintas, 124 ameaçadas, 81 vulneráveis, 100 raras e 34 espécies insuficientemente conhecidas (Thomas, 1997).

1.3 Sistemas tradicionais de medicina

A Índia possui um rico património de medicina tradicional, com as suas diferentes componentes, como a Ayurveda, a Siddha e a Unani, e os cuidados de saúde tradicionais têm vindo a florescer neste país há muitos séculos. Os produtos botânicos constituem a maior parte destes medicamentos tradicionais. Com o interesse emergente a nível mundial em adotar práticas tradicionais nos sistemas de cuidados de saúde, explorando o seu potencial, a avaliação dos produtos botânicos nestes sistemas de medicina na Índia é extremamente essencial (Mukherjee,2003).

O herbalismo (medicina herbácea), enquanto terapia médica alternativa, é definido como a utilização de plantas ou de substâncias delas derivadas no tratamento de doenças, geralmente por herbalistas médicos sem qualificação médica ortodoxa. Antes da aplicação relativamente recente do método científico ao diagnóstico e à terapêutica, as medicinas tradicionais eram maioritariamente à base de plantas (George Smith, 2004). A falta de investigação científica relevante e de alta qualidade tem sido frequentemente apontada como uma razão para explicar por que razão um grande número de práticas de cuidados de saúde são denominadas *alternativas.* Factores não científicos têm desempenhado um papel importante na limitação da exploração científica destas áreas, têm desencorajado potenciais investigadores e têm ditado uma maior rentabilidade noutras áreas. (Eskinazi, 1998) Os obstáculos à avaliação dos medicamentos à base de plantas incluem a falta de normalização, o controlo de qualidade insuficiente, a subnotificação geral, etc. Os desafios colocados à avaliação e à melhoria da segurança dos medicamentos à base de plantas exigem normalização e controlo de qualidade, compêndios oficiais, divulgação de informações, investigação adicional, farmacovigilância e regulamentação (Inamdar *et al.*, 2008). Embora o perfil de segurança de muitos medicamentos à base de plantas seja promissor, os dados acumulados mostram evidências de interacções significativas com medicamentos, que podem colocar os doentes individuais em grande risco. (Skalli *et al* 2007)

Os medicamentos à base de plantas contêm exclusivamente medicamentos à base de plantas ou preparações de medicamentos à base de plantas e são uma mistura complexa de diferentes compostos, que podem atuar de forma agonística, sinérgica, complementar, antagónica ou tóxica. Um fitogenérico só é comparável à preparação inovadora nas seguintes condições: (i) equivalência farmacêutica (normalização), (ii) equivalência biofarmacêutica (dissolução *in vitro*), (iii) bioequivalência com diferentes parâmetros (modelo *in vitro*, modelo animal) ou (iv) estudo clínico. Deve evitar-se a substituição acrítica de preparações à base de plantas sem ter em conta estes critérios científicos (Loew e Kaszkin, 2002).

Os benefícios dos produtos à base de plantas e de outros produtos naturais (suplementos alimentares) são cada vez mais citados nos meios de comunicação social. Os aumentos dramáticos de utilização registados durante a última década deram origem a preocupações crescentes quanto à eficácia e segurança. A adição de suplementos, como a luteína e o licopeno, aos multivitamínicos tradicionais tornou-se uma importante fonte de exposição. (Kelly *et al* 2005)

Em comparação com os medicamentos sintéticos bem definidos, os medicamentos à base de plantas apresentam algumas diferenças marcantes, nomeadamente:

- os princípios activos são frequentemente desconhecidos;
- a normalização, a estabilidade e o controlo da qualidade são viáveis mas não são fáceis;
- a disponibilidade e a qualidade das matérias-primas são frequentemente problemáticas;
- são raros os estudos clínicos e toxicológicos duplamente cegos e bem controlados que comprovem a sua eficácia e segurança;
- a utilização empírica na medicina popular é uma caraterística muito importante;
- têm uma vasta gama de utilizações terapêuticas e são adequados para tratamentos crónicos;
- a ocorrência de efeitos secundários indesejáveis parece ser menos frequente com os medicamentos à base de plantas, mas ensaios clínicos aleatórios bem controlados revelaram que também existem;
- normalmente custam menos do que as drogas sintéticas.(Calixto, 2000)

Uma vez que os medicamentos à base de plantas são regulados como suplementos alimentares, não estão sujeitos à autorização regulamentar de pré-comercialização exigida para os medicamentos. O ónus da prova recai sobre a U.S. Food and Drug Administration para demonstrar que um suplemento alimentar não é seguro, ao contrário dos medicamentos, que não podem ser aprovados até que o fabricante tenha demonstrado a sua segurança e eficácia (Goldman, 2001)

Sistema ayurvédico

Compreender o conhecimento das plantas utilizadas nas preparações ayurvédicas em relação à sua utilização como agentes terapêuticos, propriedades farmacológicas, plantas medicinais importadas, partes de plantas medicinais exportadas, plantas medicinais em perigo de extinção e disponibilidade de plantas medicinais em diferentes zonas biogeográficas da Índia pode ser utilizado para delinear estratégias para uma utilização racional e mais científica das plantas medicinais, de uma forma que pode ser alargada para futuras investigações científicas em diferentes aspectos. Meena *et al* (2009) Empregando uma abordagem holística única, os medicamentos ayurvédicos são geralmente adaptados a uma constituição individual. O desenvolvimento de medicamentos com base no conhecimento tradicional pode seguir um caminho farmacológico inverso e reduzir o tempo e o custo do desenvolvimento (Patwardhan *et al* ,2004)

A medicina herbácea tem gozado de um renascimento entre os consumidores de todo o mundo. A técnica RAPD (Random Amplified Polymorphic DNA) foi utilizada por Shinde *et al* (2007) para a determinação dos componentes de uma receita herbal ayurvédica. A primeira contribuição significativa da matéria médica ayurvédica veio com o isolamento do alcaloide hipertensivo da planta sarpagandha (Rouwolfia serpentina), valorizada na Ayurveda para o tratamento da hipertensão, insónia e insanidade. Esta foi a primeira concordância importante entre a antiguidade e a modernidade no domínio das plantas ayurvédicas. (Dev,1999) Atualmente, a normalização é um tema candente na indústria de medicamentos ayurvédicos. Está a ser feito um trabalho tremendo na normalização de medicamentos à base de plantas, mas não é uma tarefa fácil, uma vez que as preparações descritas em diversos sistemas de medicina, como a Ayurveda, têm o seu próprio conceito. Antes de se proceder ao rastreio de um medicamento, são seguidos os seguintes parâmetros:

- Substância (Dravya).
- Sabor (Rasa).
- Propriedade (Guna).
- Potência (Virya).
- Efeito pós-digestão (Vipaka).
- Terapêutica (Prabhva).
- Atividade farmacológica (Karma). (Singh)

Um triângulo dourado constituído pela Ayurveda, pela medicina moderna e pela ciência convergirá para formar um verdadeiro motor de descoberta que pode resultar em terapias mais recentes, mais seguras, mais baratas e mais eficazes (Shrikumar e T.K ,2007)

1.4 Controlo de qualidade dos medicamentos à base de plantas

A tecnologia de medicamentos à base de plantas é utilizada para converter materiais botânicos em medicamentos, onde a normalização e o controlo de qualidade com a integração adequada de técnicas científicas modernas e conhecimentos tradicionais são importantes. (Joshi *et al* ,2004)

Um dos impedimentos à aceitação dos produtos à base de plantas em todo o mundo é a falta de perfis de controlo de qualidade normalizados. O controlo de qualidade dos medicamentos tradicionais envolve a qualidade das matérias-primas, sobretudo plantas, mas também animais, metais e minerais, bem como dos produtos acabados. O ponto de partida é estabelecer a identidade da matéria-prima. É muito importante ter consciência de que a identidade primária do material só pode ser determinada por uma fonte tradicional fiável. Após esta identificação, estão disponíveis métodos morfológicos, microscópicos, químicos e bioquímicos para efetuar a normalização do material tradicionalmente identificado, que devem ser aplicados de forma adequada. Um problema prático que por vezes ocorre a este respeito é que um material vegetal tradicionalmente designado, por exemplo, pode ter mais do que uma única fonte botânica. No contexto da Ayurveda, o nome da planta brahmi, por exemplo, refere-se a pelo menos duas espécies botânicas, *Bacopa monnieri* e *Centella asiatica,* ambas com propriedades semelhantes e que podem ser substituídas uma pela outra (Sastri,1993). A maioria das formulações à base de plantas, especialmente as formulações clássicas da medicina tradicional, são poli-herbais. Cada formulação contém 10-20 ou mais ingredientes; algumas têm mesmo 50-75 ingredientes. Muitas preparações são líquidas ou semi-sólidas. Para estas formulações, é muito difícil estabelecer parâmetros para o controlo de qualidade. Mesmo as normas oficiais não estão disponíveis. Os métodos de processamento únicos seguidos para o fabrico destes medicamentos transformam os medicamentos individuais em misturas muito complexas, das quais a separação, identificação e análise dos componentes é muito difícil (Wickramasinghe, 2006)

O controlo da qualidade para garantir a eficácia e a segurança dos produtos à base de plantas é de extrema importância. A qualidade pode ser definida como o estado de um medicamento que é determinado pela identidade, pureza, conteúdo e outras propriedades botânicas, físicas, químicas, biológicas ou toxicológicas, ou pelos processos de fabrico. O controlo de qualidade é um termo que se refere aos processos envolvidos na manutenção da qualidade e da validade de um produto fabricado.

A palavra *qualidade* tem muitos significados:

- Um grau de excelência
- Conformidade com os requisitos
- A totalidade das características de uma entidade que influenciam a sua capacidade de satisfazer necessidades declaradas ou implícitas
- Aptidão para utilização
- Adequação ao objetivo
- Isento de defeitos, imperfeições ou contaminação
- Encantar os clientes

Segundo a associação de fabricantes de produtos farmacêuticos dos EUA, "a qualidade é a soma de todos os factores que contribuem direta ou indiretamente para a segurança, a eficácia e a aceitabilidade do produto. A normalização descreve todas as medidas tomadas durante o processo de fabrico e o controlo de qualidade conduz a uma qualidade reprodutível de um determinado produto. A normalização, tal como definida no texto de orientação sobre a qualidade dos medicamentos à base de plantas, significa ajustar a preparação do medicamento à base de plantas a um teor definido de um constituinte ou grupo de substâncias com atividade terapêutica conhecida.

Existem vários factores, como a seleção de sementes, as condições de crescimento, a utilização de fertilizantes, a exposição à luz, a disponibilidade de água, os nutrientes, a parte da planta recolhida, o período, a hora e o método de recolha, a temperatura de processamento, a secagem, a embalagem, o transporte da matéria-prima e as condições de armazenamento, etc., que afectam a qualidade dos medicamentos à base de plantas. Para além destes, factores como o método de extração, a contaminação com microrganismos, metais pesados e pesticidas podem alterar a qualidade, a segurança e a eficácia dos medicamentos à base de plantas. (Farmacopeia Internacional, 1979)

Por vezes, os princípios activos são destruídos por processos enzimáticos que se prolongam por longos períodos desde a recolha até à comercialização, resultando numa variação da composição. Assim, deve ser efectuada uma normalização e um controlo de qualidade adequados tanto da matéria-prima como das preparações à base de plantas.

A normalização consiste em ajustar a preparação do medicamento à base de plantas a um teor definido de um constituinte ou de um grupo de substâncias com atividade terapêutica conhecida, através da adição de excipientes ou da mistura de medicamentos à base de plantas ou de preparações de medicamentos à base de plantas. Os extractos botânicos feitos diretamente a partir de material vegetal em bruto apresentam uma variação substancial em termos de composição, qualidade e efeitos terapêuticos. Os extractos normalizados são extractos de alta qualidade que contêm níveis consistentes de compostos especificados e são sujeitos a controlos de qualidade rigorosos durante todas as fases dos processos de cultivo, colheita e fabrico. (Farmacopeia Internacional, 1981)

Em geral, o controlo de qualidade baseia-se em três definições importantes da farmacopeia:

- Identidade: A erva é a que deveria ser?
- Pureza: Existem contaminantes, por exemplo, sob a forma de outras ervas que não deveriam estar presentes?
- Uniformidade do teor ou doseamento: O conteúdo dos constituintes activos está dentro dos limites definidos? (Métodos de Controlo de Qualidade para Materiais de Plantas Medicinais, 2001)

O controlo da qualidade dos produtos botânicos começa logo na identificação da planta. De acordo com as directrizes gerais da OMS para metodologias de investigação e avaliação de medicamentos tradicionais, o primeiro passo para garantir a qualidade, segurança e eficácia dos medicamentos tradicionais é a identificação correcta. Uma planta pode ser designada de quatro formas diferentes: o nome comum inglês, o nome transliterado, o nome farmacêutico latinizado e o nome científico. Quando os nomes binomiais não são utilizados, podem ocorrer erros de identificação. Por exemplo, o nome científico da erva chinesa que é transliterada de várias formas como "dong quai", "dong guai" e "tang kuei" é *Angelica polymorpha* (anteriormente *sinensis*). O nome comum inglês "Angelica" e o nome latinizado "*Radix angelica*" podem referir-se quer a esta espécie, que é utilizada na Austrália, quer à espécie europeia *Angelica archangelica,* dependendo do país de origem (Guidelines on Quality of Herbal Medicinal Products, 2005).

Muitas vezes, duas ou mais plantas diferentes têm o mesmo nome na Ayurveda. A Ayurveda utiliza as plantas pelos nomes sânscritos e há casos em que o mesmo nome representa duas ou três plantas diferentes. Assim, apesar da identificação botânica, continua a haver confusão no que respeita a alguns medicamentos ayurvédicos. A *Boerhaavia diffusa*, amplamente utilizada como "melhorador da qualidade de vida", e a planta *Trianthema portulacastrum*, por exemplo, são ambas conhecidas como "Punarva" e ambas as plantas podem ser utilizadas ao mesmo tempo. Outro exemplo bem conhecido é o de *Sankhapushpi,* um importante medicamento *medhya* utilizado para melhorar a capacidade de memória e o intelecto. *Shankhapushpi* é equiparado a uma ou outra das seguintes plantas, consoante a região da Índia: *Canscora decussata, Evolvulus alsinoides* e *Clitoria ternata e,* por vezes, *Convulvularis pluricalis.* Parece haver uma grande confusão na correlação dos termos *Vishnukranti, Shankhapuspi, Aparajita, Girikarni*, etc. com as respectivas fontes botânicas. O comércio local é feito através destes nomes vernáculos, o que aumenta a confusão. Outro problema no que respeita aos medicamentos ayurvédicos é o facto de existirem 56 livros normalizados e de os diferentes fabricantes utilizarem livros de referência diferentes, o que obviamente provoca variações entre os fabricantes do mesmo produto.

Existem vários factores que afectam a identificação do material vegetal;

1. Recolha de plantas de crescimento selvagem em florestas e terrenos baldios.

2. Os comerciantes ou fornecedores têm geralmente um conhecimento limitado das plantas medicinais.

3. A população popular e os trabalhadores que não estão totalmente conscientes da identidade das drogas fazem sempre colecções.

4. Não homogeneidade do material vegetal devido à recolha em fontes selvagens e em diferentes localizações geográficas (Shinde, 2004)

5. A identidade pode ser obtida através de exames macro e microscópicos. Os espécimes de voucher são fontes de referência fiáveis. Surtos de doenças em plantas podem resultar em mudanças na aparência física da planta e levar a uma identificação incorrecta (Raina,2003) (Schier, *et al* 1994). Por vezes, uma qualidade botânica incorrecta no que diz respeito à rotulagem pode ser um problema. Por exemplo, na década de 1990, um produto sul-americano rotulado como "Chá do Paraguai" foi associado a um surto de envenenamento anticolinérgico em Nova Iorque. Análises químicas posteriores revelaram a presença de uma classe de constituintes que era diferente dos metabólitos normalmente encontrados na planta da qual o chá do Paraguai é feito (De Smet,1999).

A análise química é, até à data, o melhor método de normalização e de deteção de contaminação, bem como de identificação e autenticação de plantas medicinais. As técnicas de biologia molecular também podem ser aplicadas à autenticação de plantas medicinais como técnicas complementares (Hsu, *et al* 1995)

A pureza está intimamente ligada à utilização segura de medicamentos e lida com factores como valores de cinzas, contaminantes (por exemplo, matéria estranha sob a forma de outras ervas) e metais pesados. No entanto, devido à aplicação de métodos analíticos melhorados, a avaliação moderna da pureza inclui também a contaminação microbiana, as aflatoxinas, a radioatividade e os resíduos de pesticidas. Podem ser utilizados métodos analíticos como a análise fotométrica, a cromatografia em camada fina (TLC), a cromatografia líquida de alta resolução (HPLC) e a cromatografia gasosa (GC) para determinar a composição constante das preparações à base de plantas. Dependendo do facto de os princípios activos da preparação serem conhecidos ou desconhecidos, têm de ser aplicados conceitos diferentes, tais como "normalização versus padronização", de modo a estabelecer critérios relevantes para a uniformidade.

O teor ou doseamento é a área do controlo de qualidade mais difícil de realizar, uma vez que na maioria dos medicamentos à base de plantas os constituintes activos não são conhecidos. Por vezes, podem ser utilizados marcadores. As técnicas cromatográficas modernas utilizam marcadores químicos, que podem não ser terapeuticamente activos. Para muitas ervas, os constituintes activos não são conhecidos; neste caso, o produto pode ser normalizado com base no conteúdo de determinados compostos marcadores que são características químicas da erva ou que estão presentes em grande quantidade. Outro exemplo bem conhecido de um novo marcador ativo é a erva de São João. No hipericão, pensava-se anteriormente que o constituinte ativo era a hiperforina, mas mais tarde veio a saber-se que a hipericina tem essa atividade antidepressiva. Assim, estas abordagens fazem suposições sobre a relação entre a quantidade de marcador e a do constituinte ativo desconhecido (De Smet, 1995)

Em todos os outros casos, em que não é possível definir um constituinte ativo ou um marcador para o medicamento à base de plantas, a percentagem de matéria extraível com um solvente pode ser utilizada como forma de ensaio, uma abordagem frequentemente utilizada nas farmacopeias. A escolha do solvente de extração depende da natureza dos compostos envolvidos e pode ser deduzida das utilizações tradicionais. Por exemplo, quando um medicamento à base de plantas é utilizado para fazer um chá, a matéria extraível com água quente, expressa em miligramas por grama de material seco ao ar, pode servir para este fim (Joanne ,2003) (WHO Guidelines for the Appropriate Use of Herbal Medicines,1998).

Uma forma especial de ensaio é a determinação de óleos essenciais por destilação a vapor. Quando os constituintes activos (por exemplo, senósidos no *Senna*) ou os marcadores (por exemplo, alquidamidas na *Echinacea*) são conhecidos, pode ser utilizada uma vasta gama de métodos analíticos químicos modernos, como a espetroscopia ultravioleta/visível (UV/VIS), TLC, HPLC, GC, espetrometria de massa (MS) ou uma combinação de GC e MS (GC/MS) (WHO Technical Report Series, 1996).

1.4.1 Factores que afectam a pureza e a uniformidade do conteúdo do material vegetal

A consistência na composição e a atividade biológica são requisitos essenciais para a utilização segura e eficaz de agentes terapêuticos. No entanto, as preparações botânicas raramente cumprem esta norma, o que resulta nos seguintes problemas

- Os medicamentos à base de plantas são geralmente misturas de muitos constituintes.
- O(s) princípio(s) ativo(s) é(são), na maioria dos casos, desconhecido(s).
- Os métodos analíticos selectivos ou os compostos de referência podem não estar disponíveis comercialmente.
- Os materiais vegetais são química e naturalmente variáveis.
- Existem variedades e cultivares de quimio.
- A origem e a qualidade da matéria-prima são variáveis.
- Identificação das plantas, variabilidade genética, condições de crescimento variáveis, diferenças nos processos de colheita e transformação dos extractos.
- As condições ambientais, como a luz solar, a pluviosidade, a altitude, a temperatura, o solo, as condições de armazenamento, bem como os diferentes procedimentos de colheita, o tempo e o método de recolha, os processos de fabrico, como a seleção, a secagem, a purificação e a extração, podem criar uma variabilidade substancial na qualidade do produto e na concentração de substâncias químicas vegetais nos diferentes produtos.
- As condições ecológicas, como a alimentação por insectos e as infecções microbianas, podem afetar os metabolitos secundários e, por sua vez, a composição química da planta.
- Além disso, diferentes partes da mesma planta (por exemplo, raízes, caule e folhas) contêm diferentes concentrações de constituintes químicos. Ao mesmo tempo, as variações diurnas (por exemplo, paclitaxel, alcalóides do ópio) e as alterações sazonais também são responsáveis pela variabilidade dos medicamentos à base de plantas.
- Devido à comercialização, o fornecimento de matéria-prima genuína tornou-se um desafio.

1.4.2 Análise cromatográfica e normalização de medicamentos à base de plantas

De acordo com as directrizes regulamentares e as farmacopeias, a avaliação macroscópica e microscópica e a caraterização química dos materiais botânicos são utilizadas para o controlo de qualidade e a normalização (British Herbal Pharmacopoeia, 1996), (Indian Herbal Pharmacopoeia, 2002). A cromatografia de camada fina (TLC) e a cromatografia de camada fina de alto desempenho (HPTLC) são ferramentas valiosas para a determinação qualitativa de pequenas quantidades de impurezas. Além disso, muitas técnicas analíticas como a análise volumétrica, as determinações gravimétricas, a cromatografia gasosa, a cromatografia em coluna, a cromatografia líquida de alta eficiência e os métodos espectrofotométricos são também frequentemente utilizados para o controlo de qualidade e a normalização.

A cromatografia é um método físico de separação em que os componentes a separar são distribuídos entre duas fases; uma delas é um leito de fase estacionária e a outra é uma fase móvel que percola através deste leito. Ocorre como resultado da sorção/dessorção repetida durante o movimento dos componentes da amostra ao longo do leito estacionário, e a separação é devida a diferenças nas constantes de distribuição dos componentes individuais da amostra. A fase estacionária inclui um sólido, um líquido revestido num suporte sólido. A fase móvel inclui líquido e gás.

A informação obtida pela experiência cromatográfica é designada por cromatograma, um registo da concentração ou do perfil de massa dos componentes da amostra em função do movimento da fase móvel. As informações que podem ser extraídas de um cromatograma incluem (a) uma indicação da complexidade da amostra ou do número de componentes presentes com base no número de picos. (b) A identificação qualitativa das amostras com base na medição exacta das posições dos picos; c) A avaliação quantitativa da concentração relativa ou da quantidade de substância presente com base na dimensão dos picos.

As técnicas cromatográficas mais comuns utilizadas são a cromatografia em coluna, a cromatografia em papel, a TLC, a HPTLC, a HPLC e a GC.

1.4.2.1 Cromatografia em coluna

O princípio subjacente à separação dos compostos é a sua adsorção na interface sólido-líquido. Para que a separação seja bem sucedida, os compostos da mistura devem apresentar diferentes graus de afinidade pelo suporte sólido (ou adsorvente) e a interação entre o adsorvente e o componente deve ser reversível. À medida que o adsorvente é lavado com o solvente fresco, os vários componentes descem na coluna e organizam-se por ordem de afinidade com o adsorvente. Os componentes com menor afinidade descem a coluna a um ritmo mais rápido do que os que têm maior afinidade.

1.4.2.2 Cromatografia em papel

A cromatografia de partição em papel foi desenvolvida como técnica para a separação de açúcares e aminoácidos. O papel é utilizado como suporte ou adsorvente, mas a partição desempenha um papel mais importante do que a adsorção na separação dos componentes da mistura, uma vez que as fibras de celulose têm uma película de humidade à sua volta, mesmo no estado seco ao ar. A técnica é, portanto, aliada à cromatografia de partição em coluna.

1.4.2.3 Cromatografia de camada fina (TLC)

As técnicas de TLC e de cromatografia em papel são semelhantes, na medida em que ambas são técnicas de leito aberto em que as substâncias são separadas pela migração diferencial que ocorre quando um solvente flui ao longo de uma fina camada de papel (PC) ou de um pó fino espalhado sobre vidro ou uma placa de plástico (TLC). Para um maior número de substâncias, a TLC oferece uma separação mais rápida e mais eficiente do que o PC. A TLC alcançou um sucesso fenomenal não só na sua utilização em problemas analíticos, mas também em trabalhos preparatórios para os quais são utilizadas camadas mais espessas de revestimento.

1.4.2.4 Cromatografia de camada fina de alto perfil (HPTLC)

A HPTLC é uma técnica cromatográfica avançada e versátil para análises quantitativas com amostras elevadas e é complementar da HPLC/GLC. Fornece uma impressão digital cromatográfica do fármaco. Por conseguinte, é adequada para monitorizar a identidade e a pureza dos medicamentos. Na HPTLC, os vários passos envolvidos são

a. Aplicação da amostra.

b. Desenvolvimento cromatográfico

c. Deteção de manchas

d. Quantificação

e. Documentação

a. Aplicações da amostra

Para a aplicação da amostra, é utilizado um aplicador automático (Linomat). Dissolve-se uma quantidade conhecida de amostra num volume conhecido de solvente e aplica-se a amostra numa placa TLC pré-revestida, quer sob a forma de um ponto ou de uma banda. No entanto, a forma de banda é preferida porque:

- Podem ser manuseadas grandes quantidades de amostras para aplicação.
- Melhor separação devido à área retangular em que os compostos estão presentes na placa.

- A resposta da densitometria é melhor devido à concentração variável de substâncias numa mancha.

b. Desenvolvimento cromatográfico (separação)

O desenvolvimento do cromatograma é afetado após a evaporação completa do solvente da amostra aplicada. As câmaras de vidro rectangulares ou as câmaras de calha dupla são normalmente utilizadas para a revelação por TLC.

c. Deteção de manchas

Para o controlo densitométrico, é geralmente preferível a deteção sob luz UV. Mas as reacções de derivatização pós-cromatográfica são essencialmente necessárias para a deteção quando os compostos individuais não respondem à luz UV ou não têm fluorescência intensa.

d. Quantificação e documentação

A densitometria é a medição instrumental *in situ* da absorvância visível, UV e da extinção da fluorescência diretamente. O scanner converte o ponto/banda na camada num cromatograma constituído por picos de aspeto semelhante ao da HPLC.

A porção dos picos digitalizados no gráfico do registador está relacionada com os valores Rf das manchas na camada e a altura ou área do pico está relacionada com a concentração da substância na mancha.

O controlo de qualidade dos medicamentos à base de plantas visa garantir a sua qualidade, segurança e eficácia. Os marcadores químicos são fundamentais na prática atual do controlo de qualidade. Os marcadores químicos devem ser utilizados em várias fases do desenvolvimento e do fabrico de um medicamento à base de plantas, como a autenticação e a diferenciação das espécies, a recolha e a colheita, a avaliação da qualidade, a avaliação da estabilidade, o diagnóstico de intoxicação e a descoberta de compostos principais. A falta de marcadores químicos continua a ser um grande problema para o controlo da qualidade dos medicamentos à base de plantas. Em muitos casos, não dispomos de dados químicos e farmacológicos suficientes sobre os marcadores químicos. Para além disso, existem muitos desafios técnicos na produção de marcadores químicos. Por exemplo, a temperatura, a luz e os solventes causam frequentemente a degradação e/ou a transformação de componentes purificados; os isómeros e as conformações também podem causar confusões nos marcadores químicos. (**Li *et al*, 2008**)

Estão a ser desenvolvidas normas para medicamentos à base de plantas em todo o mundo, mas ainda não existe um consenso comum quanto à forma como devem ser adoptadas. A normalização, a estabilidade e o controlo de qualidade dos medicamentos à base de plantas são viáveis, mas difíceis de concretizar. Além disso, a regulamentação destes medicamentos não é uniforme em todos os países. Existem variações nos métodos utilizados nos sistemas de medicina e nos países para alcançar a estabilidade e o controlo da qualidade. (Sahoo, *et al* 2010)

1.5Papel dos marcadores na normalização dos medicamentos à base de plantas

A tecnologia de medicamentos à base de plantas é utilizada para converter materiais botânicos em medicamentos, sendo importante a normalização e o controlo de qualidade com a integração adequada de técnicas científicas modernas e conhecimentos tradicionais. A nova farmacognosia inclui todos os aspectos do desenvolvimento e da descoberta de medicamentos, em que as aplicações orientadas para a biotecnologia desempenham um papel importante. A impressão digital química demonstrou ser uma técnica poderosa para o controlo da qualidade dos medicamentos à base de plantas. (Bhutani,2000) A utilização de técnicas cromatográficas e de compostos marcadores para normalizar as preparações botânicas tem limitações devido às suas fontes variáveis e à sua complexidade química. Os marcadores moleculares baseados no ADN têm utilidade em domínios como a taxonomia, a fisiologia, a embriologia, a genética, etc.

Os marcadores são classificados em duas classes:

(1) **Os marcadores de ADN** são fiáveis para polimorfismos informativos, uma vez que a composição genética é única para cada espécie e não é afetada pela idade, condições fisiológicas e factores ambientais. O ADN pode ser extraído de tecido orgânico fresco ou seco do material botânico; por conseguinte, a forma física da amostra para avaliação não limita a deteção. (Joshi Chavan, 2004)

(2) **Os marcadores químicos** referem-se geralmente a constituintes bioquímicos, incluindo metabolitos primários e secundários e outras macromoléculas, como os ácidos nucleicos (Li *et al* 2008)

Marcadores de ADN:

São utilizados vários tipos de técnicas moleculares baseadas no ADN para avaliar o polimorfismo do ADN.

Estes são métodos baseados na hibridação, métodos baseados na reação em cadeia da polimerase (PCR) e métodos baseados na sequenciação.

Marcadores químicos

A Agência Europeia de Medicamentos (EMEA) define os marcadores químicos como constituintes ou grupos de constituintes quimicamente definidos de um medicamento à base de plantas que se revestem de interesse para efeitos de controlo de qualidade, independentemente de possuírem ou não qualquer atividade terapêutica.

A quantidade de um marcador químico pode ser um indicador da qualidade de um medicamento à base de plantas. O estudo dos marcadores químicos é aplicável a muitas áreas de investigação, incluindo a autenticação de espécies genuínas, a procura de novos recursos ou substitutos de matérias-primas, a otimização dos métodos de extração e purificação, a elucidação da estrutura e a determinação da pureza. As investigações sistemáticas que utilizam marcadores químicos podem conduzir a descobertas e ao desenvolvimento de novos medicamentos.

A EMEA categoriza os marcadores químicos em marcadores analíticos e marcadores activos. **Marcadores analíticos** - são os constituintes ou grupos de constituintes que servem apenas para fins analíticos.

Marcadores activos - são os constituintes ou grupos de constituintes que contribuem para as actividades terapêuticas.

Aplicação de marcadores químicos

- Identificação de adulterantes - Um adulterante de gamboges foi diferenciado da amostra autêntica por um método HPLC-UV, utilizando oito xantonas em gaiola como marcadores químicos.
- Diferenciação de medicamentos à base de plantas com múltiplas fontes
- Determinação da melhor época de colheita
- Confirmação dos locais de recolha
- Avaliação dos métodos de transformação
- Avaliação da qualidade de partes de plantas medicinais
- Identificação e determinação quantitativa de produtos patenteados
- Teste de estabilidade de produtos patenteados - O teste de estabilidade é utilizado para avaliar a qualidade do produto ao longo do tempo e determinar o prazo de validade recomendado.
- Diagnóstico da intoxicação por ervas - Os componentes tóxicos podem ser utilizados como marcadores químicos em métodos de rastreio, por exemplo, diagnóstico rápido de envenenamento agudo por acónito oculto em amostras de urina por HPLC-MS.
- Compostos precursores para a descoberta de novos medicamentos - Os componentes responsáveis pelos efeitos terapêuticos podem ser investigados como compostos precursores para a descoberta de novos medicamentos. (Kushwaha, *et al* ,2010)

CAPÍTULO 2. REVISÃO DA LITERATURA

2.1 Perfil da planta de *Acacia arabica*

Nome botânico Nome: em inglês Nome em: hindi Nome em: sânscrito :

:

Acácia arábica

Árvore de acácia Babul indiano, Pankikar Babboolz

Nomes vernáculos

Inglês Hindi Kannada: Malayalam Sânscrito: Tamil Telugu Gujarati: Marathi Bengali

: Babul, babool preto, árvore de goma arábica indiana

: Babul, Babur

: Karijali, Baunijali

: Karivelam

: Barburah Vavari, Babbuuri, Baavari, Aabhaa, Shuulikaa

: Karuvelam Karuvel

: Nallatumma, Barburam

: Baaval

: Babhul

: Babla

Taxonomia

Reino Sub-reino Superdivisão Divisão- - - - Classe Subclasse- - - - Ordem Família Género- - Espécie

Plantae - Plantas

Tracheobionta - Plantas vasculares

Spermatophyta - plantas com sementes

Magnoliophyta - Plantas com flores Magnoliopsida - Dicotiledóneas

Rosidae

Fabales

Fabaceae - Família das ervilhas

Acácia

arábica

Distribuição

Pensa-se que existem cerca de 1300 espécies de acácias em todo o mundo, das quais cerca de 960 são nativas da Austrália, estando as restantes espalhadas pelas regiões tropicais e temperadas quentes de ambos os hemisférios, incluindo a Europa, África, sul da Ásia e Américas.

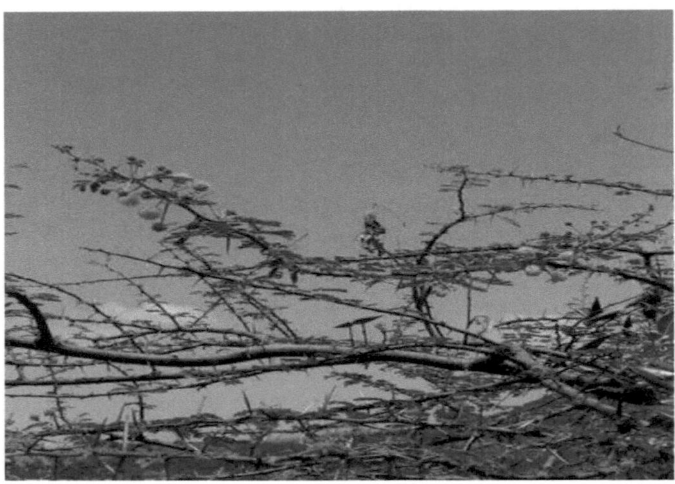

Fig. Planta de *Acacia arabica*

Descrição botânica - (http://en.wikipedia.org/wiki/Acacia)

É uma árvore de tamanho moderado, quase sempre verde, com um tronco curto

As folhas são bi-pinadas e a ráquis principal tem glândulas. Os espinhos das estípulas são variáveis. Os folíolos são subsésseis e glabros.

Flores -- as flores pequenas têm cinco pétalas muito pequenas, quase escondidas pelos longos estames, e estão dispostas em densos cachos globulares ou cilíndricos; são amarelas ou de cor creme

Casca -- pedaços curvos, externamente castanho-acinzentada, escurecendo com a idade, com cristas longitudinais irregulares e por vezes fissuras transversais. Superfície interna estriada longitudinalmente, fratura irregular e grosseiramente fibrosa. Tem um ligeiro odor a bronze e um sabor adstringente.

Vagens - são pedunculadas, planas, comprimidas, com 7,5-15,0 cm de comprimento e contraídas entre as sementes circulares

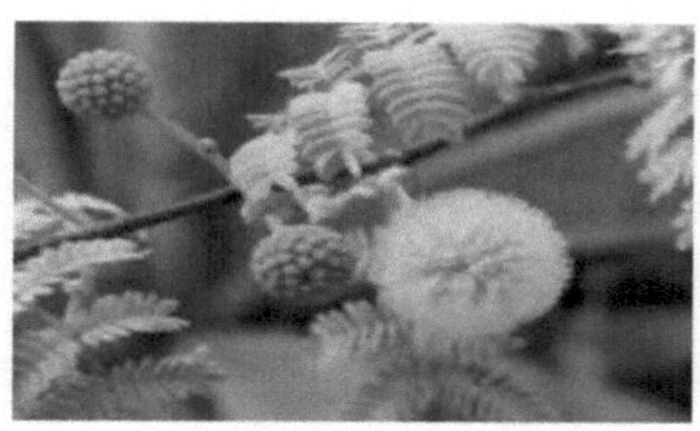
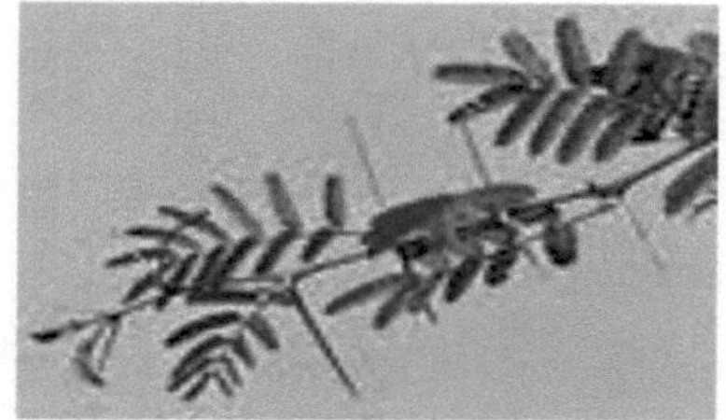

Flor de *Acacia arabica* Espinho e folha de *Acacia arabica*

Constituintes químicos-(herbário moderno por M.Grieve)

Ácido gálico, ácido protocatecuico e leucocianidina isolados de vagens

Goma -- Galactose, L- arabinose, L-ramnose, e 4 ácidos aldobiourónicos, arabinobiose

Casca - vários polifenóis octaconsanol, betulina, β-amirina e β-sitosterol. A casca de acácia contém 24 a 42% de tanino e também ácido gálico

Flores - contêm flavonóides-kaempferol-3-glucósido, iso-quercitrina e leucocianidina.

Peças utilizadas-

Folhas, goma , Casca. Vagens. Flores.

Utilizações tradicionais e etnobotânicas---(Dr. Duke's Phytochemical and Ethnobotanical Databases)

Goma - substituto da verdadeira goma-arábica. É utilizada em dores de garganta, juntamente com o látex de Caotropis procera, para curar a asma, pára as hemorragias e os corrimentos urinários e vaginais, também é útil na diabetes, na casca, no arrefecimento e no anti-helmíntico, cura doenças da pele, hemorragias nas hemorróidas, etc

Casca -

É utilizado na asma

e bronquite. A decocção é útil na leucorreia, sendo também utilizada como substituto do sabão. Também é eficaz na pneumonia, meningite e hipoglicemia (diabetes). Também actua como antivírus e é recomendado em qualquer tipo de doenças relacionadas com a boca

Vagem - utilizada na impotência e eficaz nas perturbações urinogenitais.

Flores- Flores, vagens e goma-resina usadas como tónico na diarreia e disenteria.

Folhas - folhas **feridas** aplicadas nos olhos doridos das crianças, comidas em infecções da garganta

e

Cataplasma usado em olhos doridos. Pasta de folhas de bumt pomada eficaz na comichão. Várias partes de plantas utilizadas na queda de cabelo. Dor de ouvidos, sífilis, cólera, disenteria, lepra.

2.1.1 Revisão fitoquímica

- A.Rajendran et al,(2010) estudaram as flores frescas de *Acacia arabica* extraídas com álcool a 80% e o extrato concentrado foi fraccionado da forma habitual. Verificou-se que a fração de acetato de etilo continha isoquercetina. A estrutura foi caracterizada por UV, RMN, cromatografia de papel e estudos químicos.

- Badreldin H. Ali et al (2008) estudaram a goma-arábica (GA), um polissacárido complexo de cadeia ramificada, neutro ou ligeiramente ácido, que se apresenta como um sal misto de cálcio, magnésio e potássio de um ácido polissacárido. A espinha dorsal é composta por unidades β-d-galactopiranosil ligadas a 1,3. As cadeias laterais são compostas por duas a cinco unidades de β-d-galactopiranosilo ligadas a 1,3

- Elfranco Malan (1991), explorou o extrato de acetona da casca de espécies de Acacia que foram isoladas e caracterizadas para os derivados de (+)-catequina-5-galato.

- H. Mallik et.al (2004), exploraram a condução iónica em biocomplexos fotossensíveis de Acacia arabica e o novo material de goma apresenta uma condução eléctrica, que é sobretudo de natureza iónica, e também encontraram uma elevada fotossensibilidade devido à presença de moléculas fotoquímicas ou redox-activas

- Bukhtiar H. Shah et al,(1997),Os alcalóides encontrados nas Acácias incluem a dimetiltriptamina (DMT), a 5-metoxi-dimetiltriptamina (5-MeO-DMT) e a N-metiltriptamina (NMT).

- P. Khristova e I. Karar (1999) estudaram a polpa de soda-antraquinona de três subespécies de *Acacia nilotica* e a polpação produziu um rendimento 2-3% superior e uma polpa de melhor qualidade com um consumo 2-3% inferior de álcalis em comparação com a polpação de soda de referência

2.1.2 Revisão farmacológica -

- Sundaram R, Mitra SK(2007) avaliaram a atividade antioxidante da fração solúvel em acetato de etilo da casca de *Acacia arabica* em ratos

- R Sundaram, SK Mitra (2007) avaliaram que a fração ativa rica em polifenóis da *Acacia arabica* é um potente eliminador de radicais livres e hepatoprotector e protege a peroxidação lipídica induzida pelo TBH e as lesões hepáticas induzidas pelo CCl_4

- Mohamed I. Gazi (1991); explorou as características antiplaca da goma de mascar do tipo Acacia *Arabica* e acredita-se que seja útil para tratar a gengivite e reduzir a placa bacteriana e avaliar o potencial antiplaca da goma Acacia em comparação com a goma sem açúcar.

- atividade antibacteriana da goma de acácia utilizando isolados frescos e estirpes de referência de Actinobacillus actinomycetemcomitans, Porphyromonas gingivalis, Prevotella intermedia e Treponema denticola. Uma suspensão aquosa fina de goma foi produzida por sonicação e, em seguida, uma fração solúvel foi isolada por centrifugação e filtração por membrana. Estas preparações foram incorporadas em ágar columbia em concentrações duplas. O crescimento de culturas de P. gingivalis e P. intermedia no ágar foi inibido pelo sonicado de goma inteira em concentrações de 0,5-1,0% p/v. A fração solúvel da goma foi quase sempre menos inibidora do que o sonicado. A ação da goma arábica contra agentes patogénicos periodontais suspeitos e as suas enzimas sugere que pode ter valor clínico.

- A.Rajendran et al,(2010) exploraram as flores frescas de *Acacia arabica* extraídas com álcool a 80% e o extrato concentrado foi fraccionado. Verificou-se que o pigmento amarelo contém resultados promissores no que diz respeito a estudos anti-inflamatórios agudos e crónicos. Também mostrou uma percentagem considerável de proteção do efeito bacteriostático no *Bacillus subtilis*, um organismo gram positivo.

- Singh KN et al (1975) , estudaram a atividade hipoglicemiante da acácia arábica

- Yasir *et al* (2010), estudaram o extrato aquoso e o extrato hidroalcoólico de *Acacia arabica* para o tratamento da diabetes mellitus

- Lal Saini Mohan et al (2008), exploraram as várias espécies de *Acacia que* foram consideradas eficazes contra uma variedade de doenças, incluindo a malária, a lepra e, sobretudo, o cancro, tendo *a Acacia* mostrado atividade antimicrobiana.

- Kokila A. Parmar et al *(2010), exploraram os extractos metanólicos de sementes de Acacia arabica com uma atividade antibacteriana muito boa e também com uma concentração inibitória mínima de diferentes vírus utilizando culturas de células HEL, culturas de células HeLa, culturas de células Vero, mas a CIM de Herpes simplex - 1 e 2, vaccinia virus, vesicular stomatitis and Herpes simplecx-1 (TK ACVI) were observed very good antiviral activity of Acacia arabica seeds DMSO extracts has good minimum cytotoxic concentration activity and also screening for various pharmaceutiocals activities. Tais como actividades anti-oxidantes e microbianas*

- Saad Mohamed Hussein Ayoub (1996) estudou os extractos aquosos das vagens de *espécies de Acacia* relativamente à atividade algicida

- Bukhtiar H. Shah (2007) explorou a atividade agregadora antiplaquetária da *Acacia devido* ao bloqueio do influxo de cálcio através dos canais de cálcio da membrana e também sugere o envolvimento da proteína quinase.

- S. Sourav . Pradhan e A. Sarkar (2009) estudaram o complexo de goma de arábica e mostraram um aumento da condutividade eléctrica.

- Rajbir Singh et.al (2008) exploraram as actividades anti-radicais livres do kaempferol isolado da *Acacia nilotica,* o composto polifenólico foi isolado do extrato de metanol.

2.2 Perfil da planta de *Prosopis julifera* (Burkart, A., 1976)

***b. Prosopis julifera* (Sw.) DC.**

Nome Botânico *Prosopis julifera(SW.)DC.*

Sinónimo(s)

Algarobia juliflora (Swartz) Benth. ex Heynh.

Mimosa juliflora Swartz.

Mimosa salinarum Vahl.

Netuma juliflora (Swartz) Raf.

Prosopis cumanensis Kunth.

Prosopis dominguensis DC.

Prosopis vidaliana Naves

Nome vernáculo

espanhol	-	Bayahonda blanca
francês	-	Bayarone
Hindi	-	kabuli kikar, angarajii babul, vilayati babul
Gujrati	-	gondo bavel
Tamil nadu	-	cheemal karavel, mullatumma

Taxonomia

Reino Unido	-	Plantae - Plantas
Sub-reino	-	Tracheobionta - Plantas vasculares
Superdivisão	-	Spermatophyta plantas com sementes
Divisão	-	Magnoliophyta-- Plantas com flores
Classe	-	Magnoliopsida - Dicotiledóneas

Subclasse	-	Rosídeos
Encomendar	-	Fabales
Família	-	Fabaceae - Família das ervilhas
Género	-	*Prosopis*
Espécie	-	*julifera*

Distribuição (Burkart, A., 1976)

A Prosopis juliflora (Sw.) DC (Mimosaceae), vulgarmente conhecida como mesquite, é um arbusto ou uma pequena árvore nativa do México, da América do Sul e das Caraíbas. *A P. juliflora é* provavelmente originária do Peru; ocorre naturalmente em zonas secas do norte da América do Sul e da América Central, no México e no sul dos EUA. Foi introduzida em muitas áreas tropicais, incluindo o nordeste do Brasil, África, Austrália, Sudeste Asiático e o subcontinente indiano. *A P. juliflora* é xerófita e está adaptada a muitos tipos de solo sob uma vasta gama de condições de humidade. O valor da árvore reside na sua tolerância excecional à seca e aos solos marginais. Tolera solos fortemente salinos e encharcamentos sazonais. *A P. juliflora* foi plantada com sucesso em solos com reação ácida a alcalina. Diz-se por vezes que seca o solo e compete com as gramíneas, nomeadamente nas zonas secas.

Descrição botânica

A Prosopis juliflora é uma árvore perene com uma altura de 5-10 m. Caule verde-castanho, sinuoso e retorcido, com espinhos axiais situados em ambos os lados dos nós e dos ramos. Casca algo rugosa; vermelho baço. O sistema radicular inclui uma raiz axial profunda. Folhas compostas; folíolos em 1325 pares, oblongos (3 x 1,7 mm) e verde-escuros, bipinados com 1 ou por vezes 2 pares de ráquis, quase pendentes. Flores lateralmente ao eixo, com cálice tubular, amarelo-esverdeado-claro, de 1,5 mm de largura, com dentes encapuzados; corola amarelo-esverdeada-clara, composta por 5 pétalas, com 3 mm de largura, pubescente ao longo dos bordos. Fruto: vagem não deiscente, reta, linear, falcada a anular, com mesocarpo coráceo em 1 segmento ou dividido em vários segmentos; sementes comprimidas, ovóides, duras, castanho-escuras, com endosperma mucilaginoso envolvendo o embrião; cotilédones achatados, arredondados, epígeos quando germinam.

Casca - Espessa, castanha ou enegrecida, pouco fissurada.

Folhas - Folhas compostas bipinadas, de disposição alternada. Os folíolos são 15-18 pares, e a forma é oblonga com uma margem inteira, ápice rombudo, base redonda, superfície glabra, venação reticulada, peciolada, e o pecíolo tem 2,5-3 cm de comprimento. O tamanho médio das folhas é de 1,8 cm (comprimento) e 0,3 cm (largura). As folhas frescas são de cor verde, inodoras e com um sabor menos agradável.

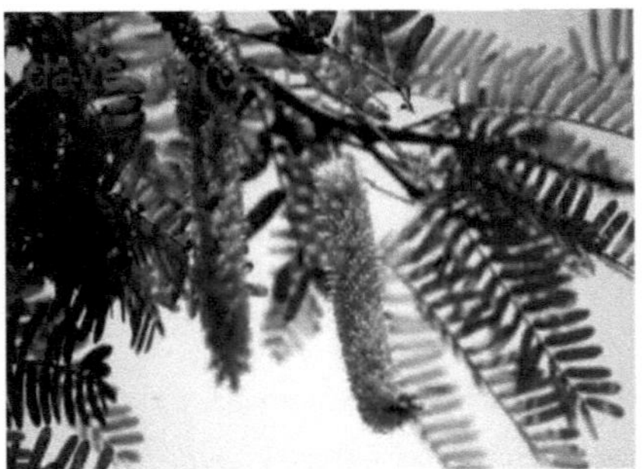

Flor de *Prosopis julifera*

Flores-Perfeitas, amarelo-esverdeadas, de aroma doce, em forma de espiga;

Vagens - Várias sementes, fortemente comprimidas quando jovens, espessas na maturidade, mais ou menos apertadas entre as sementes, com 10-25 cm de comprimento, castanhas ou amareladas, com 10-30 sementes. Semente comprimida e oval ou elíptica, com 2,5-7 mm de comprimento, castanha

Constituintes químicos (T. SivaKumar et.al, 2009)

Esteróides, taninos, leucoantocianidina e glicosídeos de ácido elágico. Uma nova dicetona monocíclica, a prosopidiona, e dois alcalóides, nomeadamente o juliprosineno e a juliflorinina, foram isolados das folhas.

Peças utilizadas-

Folhas, goma, casca. Vagens. Flores.

Utilizações tradicionais e etnobotânicas O sumo de é utilizado em remédios populares para esta doença cancerígena. É considerado catártico, cianogénico, emético, venenoso, estomacal, catarro, constipações, diarreia, disenteria, excrescências, olhos, gripe, constipação, rouquidão, inflamação, comichão, sarampo, conjuntivite, dor de estômago, dor de garganta e feridas.

A casca, rica em tanino, é utilizada como adstringente. A goma forma uma mucilagem adesiva, utilizada como agente emulsionante. A goma é utilizada na confeitaria e na reparação de cerâmica. As raízes contêm 6-7% de tanino. Os produtos obtidos de *P. juliflora* têm sido utilizados para consumo humano em pão, biscoitos, doces, xaropes e licores. Os extractos de sementes e folhas de *P. juliflora* têm vários efeitos farmacológicos *in vitro*, tais como propriedades antibacterianas, antifúngicas e anti-inflamatórias

Características microscópicas Stellaa Robertson et.al,(2010**)** ---*P. juliflora* tem uma folha composta bipinada com uma margem inteira, ápice rombudo, base redonda, venação reticulada, células epidérmicas de paredes espessas e rectas, grandes cavidades de mucilagem no tecido mesofílico e estoma de tipo paracítico.

2.2.1 Revisão fitoquímica

- T. SivaKumar et.al(2009), estudou os alcalóides, 3''''-Oxo-juliprosopina e Secojuliprosopinal foram isolados de extractos metanólicos.

- O rastreio fitoquímico desta planta mostrou a presença de alcalóides de piperidina. Os compostos fenólicos como os glicosídeos de flavonol e o ácido hidroxicinâmico do pólen de *Prosopis juliflora*, o L-triptofano, a siringina, a juliflorina e o (-)- laricirenol foram isolados da algaroba ·

- M.P. Raghavendra1 et.al (2009), estudou o extrato alcaloide das folhas de *Prosopis juliflora e* demonstrou atividade antifúngica através da técnica de alimentos envenenados contra *Alternaria alternata*, um organismo causador da mancha castanha do tabaco.

- Vajpeyi nee Ranjana et al(2010), caracterizaram a casca do caule de *Prosopis julifera* que contém dois novos glicosídeos, kaempferol 4'-metil éter 3-O-fi-D-galactopiranosídeo e retusina 7-0-neohesperidosídeo,

- Viqar uddin ahmad e azra sultana (1989) estudaram uma nova dicetona monocíclica, a prosopidiona, das folhas de *Prosopis julifera* A sua estrutura foi determinada por métodos espectrais

2.2.2 Revisão farmacológica

- Singh Shachi et al(2011), exploraram as propriedades antibacterianas de fracções ricas em alcalóides obtidas a partir de várias partes de *Prosopis juliflora.* O extrato da folha, da vagem e da flor demonstrou um forte efeito antibacteriano. Os extractos das folhas apresentaram a atividade mais elevada de todas as partes da planta. Os alcalóides presentes nos extractos foram analisados por DART-MS. A análise DART-MS das fracções ricas em alcalóides mostrou a presença de alcalóides piperidínicos

- T. SivaKumar et.al (2009), estudaram os extractos metanólicos da casca de *Prosopis juliflora* utilizados para a avaliação da atividade anti-inflamatória.

- M.P. Raghavendra1 et.al (2009), estudou o alcaloide - Juliprosine - Juliprosopine foram submetidos à avaliação da inibição do crescimento contra o crescimento de rebentos e raízes de plantas monocotiledóneas .

- Ahmad Aqeel et.al(1992), exploraram a juliflorina, um alcaloide antimicrobiano de *P. juliflora,* quanto à sua propriedade imunomoduladora, utilizando a hemolisina de Listeria como um antigénio fraco.

- Alejandro tapia et al (2006), Estudos sobre a atividade biológica de espécies de *Prosopis*, ligação de ADN e efeito de eliminação de radicais livres foram mostrados para alguns extractos brutos e um exsudado de planta.

CAPÍTULO 3. FINALIDADE E OBJECTIVO

Objetivo: Os medicamentos à base de plantas produzidos atualmente nos países em desenvolvimento carecem de especificações e normas de qualidade adequadas e, por conseguinte, não têm consistência em termos de qualidade. Os três pilares dos medicamentos à base de plantas ideais e da sua utilização racional são a qualidade, a segurança e a eficácia.

É agora bem conhecido que a atividade terapêutica de uma planta medicinal se deve à presença de certos constituintes químicos biologicamente activos que são metabolitos primários ou secundários. Podem conter uma única erva ou uma combinação de várias ervas diferentes que se acredita terem um efeito complementar e/ou sinérgico. Assim, temos de identificar e padronizar esses fitoconstituintes de uma parte específica da planta. O principal objetivo do estudo é centrar-se no **"Estudo comparativo das diferentes partes da *Acacia arabica* e da *Prosopis julifera*"**

Objetivo:

> Recolha e autenticação de plantas.

> Estudo macroscópico.

> Estudo microscópico.

> Estudo dos parâmetros físico-químicos.

> Extração de material vegetal.

> Realização de um rastreio fitoquímico preliminar.

> Avaliação da impressão digital HPTLC.

> Atividade antioxidante in-vitro.

CAPÍTULO 4. MATERIAIS E MÉTODO

4.1 Estudo botânico

4.1.1 Materiais, instrumentos e produtos químicos:

Materiais vegetais, lâmina de vidro, triturador, forno de ar quente, cadinho de sílica, papel de filtro sem cinzas (Whatman n.º 44), petridish, frasco cónico com rolha, agitador de frasco rotativo álcool (95%), água clorofórmio, solução de hidrato de cloral, água.

4.1.2 Recolha de plantas:

Os materiais vegetais foram recolhidos em Raebarely e Luckno

4.1.3 Autenticação da planta:

Os materiais foram autenticados no National Botanical Research Institute (NBRI), Lucknow, Índia. Os espécimes da amostra foram identificados como *Prosopis julifera* (SW.) DC. O número de acesso do espécime é 98156, e *Acacia arabica* (Lam.) Willd., número de acesso 98157 da família Fabaceae no Herbário Nacional do NBRI, Lucknow, Índia

4.1.4 Processamento de material vegetal para estudo:

Os materiais para o estudo final foram preparados de acordo com o seguinte procedimento:

- **Lavagem**

O material estranho foi identificado e eliminado através de lavagem.

- **Secagem**

O material vegetal foi seco num galpão para evitar a decomposição dos constituintes químicos.

- **Retificação**

O material é triturado até se formar um pó homogéneo.

4.1.5 Estudo de todo o material

(Khatoon Sayyada e Mehrotra Shanta e e Chauhan Malti e Pillai APG 2005 e OMS)

4.1.5.1 Estudo macroscópico:

Incluiu a determinação do tamanho, forma, características da superfície, textura e características de fratura.

4.1.5.2 Estudo microscópico

(Khatoon Sayyada e Mehrotra Shanta)

(a) Casca do caule: Os materiais da casca foram partidos em pedaços de cerca de 1-2 cm de comprimento e 0,5-1 cm de largura e fervidos num tubo de ensaio durante 1-3 minutos, para ficarem macios. Os pedaços moles foram então cortados em formas de S.T. As secções cortadas foram desidratadas com uma série sucessiva de etanol (isto é, 30, 50, 70 e 80 por cento v/v) antes de serem coradas com solução de saffranina (solução de saffranina a 1% em álcool a 50% p/v). As secções foram montadas em lâminas de vidro em glicerina a 50% (v/v) e cobertas com uma lamela de cobertura. Todas as amostras foram examinadas ao microscópio e foram tiradas fotografias.

(b) Folha: A folha foi cortada em pequenos quadrados de 1-2 cm e tratada com hidrato de cloral aquoso concentrado para tornar a folha incolor. Como as folhas eram grossas e estavam a demorar a ser limpas.

O corte da folha em secções foi efectuado cortando a folha em pequenos pedaços e mantendo-a entre as batatas para obter uma secção fina e corando a secção com solução de safranina (solução de safranina a 1% em álcool a 50% p/v). As secções foram montadas em lâminas de vidro em glicerina a 50% (v/v) e cobertas com uma lamela de cobertura. Todas as amostras foram examinadas ao microscópio e foram tiradas fotografias.

(c) Galho: A secção fina do galho foi cortada diretamente com a ajuda de uma lâmina afiada e as secções foram coradas com solução de saffranina (solução de saffranina a 1% em álcool a 50% p/v). As secções foram montadas em lâminas de vidro em glicerina a 50% (v/v) e cobertas com uma lamela de cobertura. Todas as amostras foram examinadas ao microscópio e foram tiradas fotografias.

(d) Análise histoquímica: Trata-se da localização de compostos químicos dentro das células por meio de cores específicas dos compostos. As secções da casca do caule, folha e galho foram tratadas com vários corantes, tais como solução de cloreto férrico (10%), sudan-III, conc. HCl, conc. H2SO4, pitada de cloroglucinol + conc. HCl e solução saturada de sudan IV em álcool 70% e os compostos presentes nas células foram identificados com a ajuda do microscópio através das cores, que são específicas dos compostos quando corados com corantes específicos.

4.1.6 Estudo do pó

4.1.6.1 Microscopia:

Os pós da casca do caule, folha e galho foram examinados quanto aos seus caracteres microscópicos. Os pós foram passados através do peneiro n. 60 e tratados com hidrato de cloral para remover a matéria corante e observados ao microscópio com uma ocular de 10X e uma objetiva de 40X para células de pedra, cristais de oxalato de cálcio e outros caracteres

4.1.6.2 Análise de fluorescência:

(Kokate C. K.1991, e Khandelwal K. R. 2001),

O pó foi submetido a uma análise de fluorescência para a deteção da presença de compostos fluorescentes. Muitas substâncias, quando adequadamente iluminadas, emitem luz de comprimento de onda ou cor diferente da que incide sobre elas. A fluorescência dos pós da casca do caule, folha, flor e galho foi observada à luz do dia e à luz UV (254 nm e 366 nm). As drogas em pó foram tratadas com diferentes solventes nas lâminas de vidro. Os solventes utilizados foram HCl 1N (aquoso), HNO3 1N (aquoso), H2SO4 1N (aquoso), CH3COOH, NaOH 1N (aquoso), Aq. NaOH, Meth. NaOH, I2, 1N KOH, Aq. KOH, Meth. KOH, álcool tal e qual, álcool ácido e álcool básico.

4.1.6.3 Estudo organolético:

Inclui a determinação da cor, do odor e do sabor.

4.2 Normalização físico-química:

(Segundo a farmacopeia ayurvédica da Índia)

4.2.1 Determinação do teor de humidade (perda por secagem):

Um excesso de água nos materiais vegetais medicinais favorecerá o crescimento microbiano, a presença de fungos ou insectos e a deterioração na sequência da hidrólise. Por conseguinte, devem ser estabelecidos limites para o teor de água para cada material vegetal. Isto é especialmente importante para materiais que absorvem facilmente a humidade ou que se deterioram rapidamente na presença de água.

Metodologia:

Cerca de 2 g do material preparado e seco ao ar foram pesados com exatidão numa tábua de pêlos previamente seca e tarada. A amostra foi distribuída uniformemente e colocada na câmara de secagem (estufa). A secagem foi efectuada por aquecimento a 100-105°C, a petreta foi retirada do forno e mantida no exsicador, deixada arrefecer e depois pesada. A experiência foi repetida até que duas pesagens consecutivas não diferissem em mais de 5 mg, salvo indicação em contrário no procedimento de ensaio. A perda de peso aquando da secagem foi então calculada. O mesmo procedimento foi repetido para a *Acacia arabica e a Prosopis julifera.* (Quadro n.º 5.2.1)

4.2.2 Determinação do valor total de cinzas:

O resíduo remanescente após a incineração é o teor de cinzas da droga, que representa simplesmente sais inorgânicos, naturalmente presentes na droga ou aderentes a ela ou deliberadamente adicionados a ela como forma de adulteração. Muitas vezes, os medicamentos em bruto são misturados com várias substâncias minerais, como areia, terra, oxalato de cálcio, pó de giz ou outros medicamentos com diferentes teores inorgânicos. Para a determinação das cinzas totais, o medicamento em pó é incinerado de modo a queimar toda a matéria orgânica. O valor das cinzas é um critério para avaliar a identidade ou a pureza dos medicamentos em bruto. As cinzas totais são geralmente constituídas por carbonatos, fosfatos, silicatos e sílica. (Tabela n.º 5.2.2)

Metodologia:

Pesou-se com exatidão 2 g do medicamento em pó num cadinho de sílica tarado. O medicamento em pó foi espalhado como uma camada fina no fundo do cadinho. O cadinho foi incinerado a uma temperatura não superior a 450°C até ficar isento de carbono. O cadinho foi arrefecido e pesado. O procedimento foi repetido até se observar um peso constante. A percentagem de cinzas totais foi calculada em triplicado com referência à droga seca ao ar. O mesmo procedimento foi repetido para a *Acacia arabica e a Prosopis julifera.*

O valor de % de cinzas foi calculado pela fórmula:

2 gramas de medicamento em pó contêm = X gramas de cinzas 100 gramas de medicamento em pó contêm = 100X/2 =50X

X = diferença de peso

4.2.4 Determinação do valor total de cinzas insolúveis em ácido:

(Farmacopeia Ayurvédica da Índia, 1989)

A cinza insolúvel em ácido, que é uma parte da cinza total insolúvel em ácido clorídrico diluído, também é recomendada para drogas naturais. A sujidade e a areia aderentes podem ser determinadas pelo teor de cinzas insolúveis em ácido.

Metodologia:

As cinzas obtidas como descrito na determinação das cinzas totais foram fervidas com 25 ml de ácido clorídrico a 10% durante 5 minutos. As cinzas insolúveis foram recolhidas num papel de filtro sem cinzas por filtração e foram lavadas com água quente. As cinzas insolúveis foram transferidas para um cadinho de sílica tarado, inflamado, arrefecido e pesado. O procedimento foi repetido até se observar um peso constante. A percentagem de cinzas insolúveis em ácido foi calculada com referência à droga seca ao ar. O mesmo procedimento foi repetido para a *Acacia arabica e a Prosopis julifera.*

Fórmula utilizada para o cálculo:

2 gramas de droga em pó contêm = X gramas de cinzas insolúveis em ácido

100 gramas de medicamento em pó contêm = 100X/2 = 50X

X = diferença de peso

4.2.5 Determinação dos valores extractivos:

O valor de extração é uma medida do teor do medicamento extraído por solventes. O valor de extração pode ser solúvel em água e solúvel em álcool. (Quadro n.º 5.3.2)

4.2.5.1 Extrato solúvel em água:

Metodologia:

2 g de material em pó seco ao ar, previamente pesado, foram colocados num frasco com rolha de vidro e macerados com 100 ml de clorofórmio e água (1:99). Agitou-se frequentemente durante 6 horas e deixou-se repousar durante 18 horas. Filtrou-se rapidamente, tomando precauções para evitar a perda do solvente. Evaporaram-se 10 ml de filtrado até à secura numa placa de Petri de fundo plano e tarado, em triplicado, secou-se a 105°C, arrefeceu-se num exsicador e pesou-se. A percentagem de extrato solúvel em água foi calculada com referência à droga seca ao ar. O mesmo procedimento foi repetido para a *Acacia arabica e a Prosopis julifera.*

Fórmula utilizada para o cálculo:

10 ml de solução de extrato contêm = X gramas de extrato

100 ml de solução de extrato contêm = X100/10 =10X gramas de extrato

2 gramas de droga em pó contêm = 10X gramas de extrato

100 gramas de medicamento em pó contêm = 10X × 100/2 gramas de extrato = 500X %

X = diferença entre o peso anterior e o peso final

4.2.5.2 Extrato solúvel em álcool:

Metodologia:

2 g de material em pó seco ao ar, previamente pesado, foram colocados num frasco com rolha de vidro e macerados com 100 ml de etanol. Agitou-se frequentemente durante 6 horas e deixou-se repousar durante 18 horas. Filtrou-se rapidamente, tomando precauções para evitar a perda do solvente. 10 ml de filtrado foram evaporados até à secura numa placa de Petri de fundo plano e tarado, em triplicado, secos a 105°C, arrefecidos num exsicador e pesados. A percentagem de extrato solúvel em etanol foi calculada com referência à droga seca ao ar. O mesmo procedimento foi repetido para a *Acacia arabica e a Prosopis julifera.*

Fórmula utilizada para o cálculo:

10 ml de solução de extrato contêm = X gramas de extrato

100 ml de solução de extrato contêm = X 100/10 =10X gramas de extrato

2 gramas de droga em pó contêm = 10X gramas de extrato

100 gramas de medicamento em pó contêm = 10X × 100/2 gramas de extrato = 500X %

X = diferença entre o peso anterior e o peso final

4.2.6 Determinação dos açúcares totais:

(Montgomery R. 1957),

A estimativa do açúcar total no material vegetal foi efectuada de acordo com (Mont Gomery, 1957) [método espetrofotométrico]

Reagente utilizado:

A. 80% de etanol, 80% de fenol, ácido sulfúrico concentrado.

B. Solução padrão de D-Glucose: (0,1 mg/ml) dissolver em 100 ml de etanol a 80%.

Metodologia:

Homogeneizou-se 0,5 g de material em pó em etanol a 80% com a ajuda de uma centrifugadora a 2000 rpm durante 15 minutos. O sobrenadante obtido é reconstituído até um volume conhecido (geralmente até 10 ml ou dependendo da concentração esperada de açúcar). Tomar uma alíquota de 0,2 ml, adicionar 0,1 ml de fenol a 80% e 5 ml de ácido sulfúrico concentrado, completar o volume até 10 ml com etanol a 80% e arrefecer num banho de gelo. O açúcar total foi calculado utilizando a D-glicose (mg/ml) como padrão, cuja leitura foi $y=33,8x + 0,179$, $r^2 = 0,985$ a 490 nm, utilizando o espetrofotómetro de feixe duplo UV-1, em que y era a absorvância e x o equivalente de D-glicose (mg/ml). O mesmo procedimento foi repetido para a *Acacia arabica e a Prosopis julifera* (Quadro n.º 5.2.7).

Quadro 1: Preparação da curva de calibração para o teor de açúcar. (Padrão utilizado D-Glucose)

S. não.	**Montante das existências ( )**ml	**Solução de fenol a 80% (ml)**	**Ácido sulfúrico conc. (ml)**	**Dist. Água (ml)Até**	**Conc. (mg/ml)**	**Abso. A 490 nm**
1	0.1	0.1	5	10	0.001	0.218
2	0.2	0.1	5	10	0.002	0.238
3	0.3	0.1	5	10	0.003	0.281
4	0.4	0.1	5	10	0.004	0.322
5	0.5	0.1	5	10	0.005	0.345
6	Em branco	0.1	5	10		

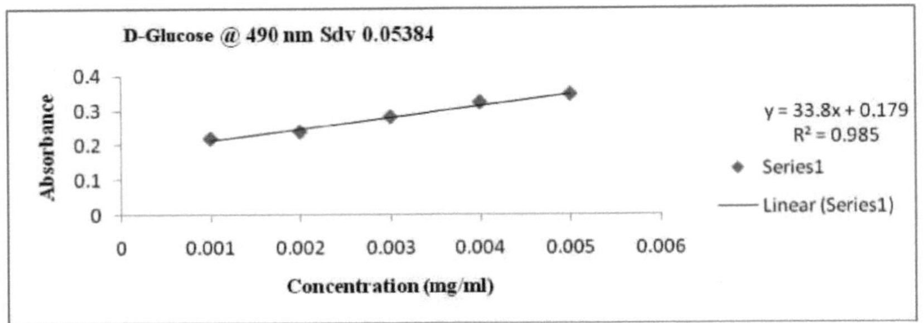

Fig. 1: Curva de calibração

4.2.7 Determinação do amido total: (Montgomery R. 1957),

A estimativa do amido total no material vegetal foi efectuada de acordo com (Mont Gomery, 1957) [método espetrofotométrico]

Reagentes utilizados:

A. 80% de etanol, 80% de ácido perclórico, 80% de fenol, ácido sulfúrico concentrado

B. Solução padrão de D-Glucose: (0,1 mg/ml) em 100 ml de água destilada.

Metodologia:

0,5 gramas de material em pó foram homogeneizados em etanol a 80% com a ajuda de uma centrifugadora a 2000 rpm durante 15 minutos. Ao resíduo assim obtido, adicionaram-se 4 ml de água destilada, aquecida no banho-maria durante 15 minutos e macerada com a ajuda de uma vareta de vidro. A cada uma das amostras, adicionar 3 ml de ácido perclórico a 52% e centrifugar a 2000 rpm durante 15 minutos. O sobrenadante assim obtido foi reconstituído até um volume conhecido (geralmente até 10 ml ou em função da concentração prevista de amido). Tomar uma alíquota de 0,1 ml, adicionar 0,1 ml de fenol a 80% e 5 ml de ácido sulfúrico conc. e completar o volume até 10 ml. Arrefeceu-se e calculou-se o amido total utilizando a D-Glucose (mg/ml) como padrão, cuja leitura foi **$y = 12{,}6x + 0{,}170$, $r^2 = 0{,}908$,** a 490 nm, utilizando o espetrofotómetro de feixe duplo UV-1, em que y era a absorvância e x o equivalente de D-Glucose (mg/ml). O mesmo procedimento foi repetido para a *Acacia arabica e a Prosopis julifera.*

Quadro 2: Preparação da curva de calibração para o teor de amido. (Padrão utilizado como amido solúvel)

S. não.	Montante das existências (	Solução de fenol a 80% (ml)	Ácido sulfúrico conc. (ml)	Dist. Água (ml)	Conc. (mg/ml)	Abso. A 490 nm

	)ml			até		
1	0.1	0.1	5	10	0.001	0.185
2	0.2	0.1	5	10	0.002	0.197
3	0.3	0.1	5	10	0.003	0.209
4	0.4	0.1	5	10	0.004	0.211
5	0.5	0.1	5	10	0.005	0.241
6	Em branco	0.1	5	10		

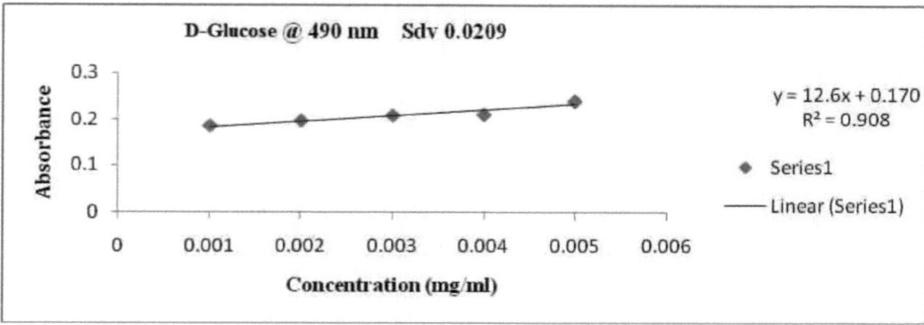

Fig.2 : Curva de calibração

4.2.8 Determinação dos taninos totais: (Anónimo 1984)

A estimativa da percentagem de taninos no material vegetal foi efectuada de acordo com o método descrito na AOAC (Anonymous, 1984).

Reagentes utilizados:

A. Solução saturada de carbonato de sódio: Foi preparada por adição de 35 g de carbonato de sódio anidro a cada 100 ml de água destilada, dissolvida a 70-80° c e arrefecida durante a noite, filtrada através de lã de vidro.

B. Solução-padrão de ácido tânico: (0,1 mg/ml) dissolver 10 mg de ácido tânico em 100 ml de água destilada.

C. Reagente de fenol de Folin & Ciocalteu.

Preparação da curva-padrão: A curva-padrão foi preparada utilizando ácido tânico como padrão (10 mg de ácido tânico em 100 ml de água destilada).

Metodologia:

Extrair 2 g de material vegetal em pó com 100 ml de água destilada, fervendo em banho-maria durante 6-8 horas, filtrar e completar o volume para 100 ml no balão volumétrico. Tomar uma alíquota de 1 ml, adicionar 5 ml do reagente de Folin & Ciocalteu, 10 ml de carbonato de sódio saturado e completar o volume até 100 ml no balão volumétrico. Calibrou-se o instrumento com um branco e tomou-se a absorvância correspondente das diferentes amostras, calculando-se o teor total de taninos com y = 0,091x + 0,065, r^2 = 0,998, a 760 nm, utilizando o espetrofotómetro de feixe duplo UV-1, em que y era a absorvância e x o equivalente de ácido tânico (mg/ml). O mesmo procedimento foi repetido para a *Acacia arabica e a Prosopis julifera.*

Quadro 3: Preparação da curva de calibração para o teor de taninos (padrão utilizado como ácido tânico)

S. não.	**Montante das existências ( )^ml^**	**Reagente de fenol de Folin-Ciocalteu (ml)**	**Solução saturada de carbonato de sódio (ml)**	**Água destilada^(ml)^ Até**	**Conc. (mg/ml)**	**Abso. A 760 nm**
1	1	5	10	100	0.001	0.152
2	2	5	10	100	0.002	0.238
3	3	5	10	100	0.003	0.332
4	4	5	10	100	0.004	0.444
5	5	5	10	100	0.005	0.531
6	Em branco	5	10	100		

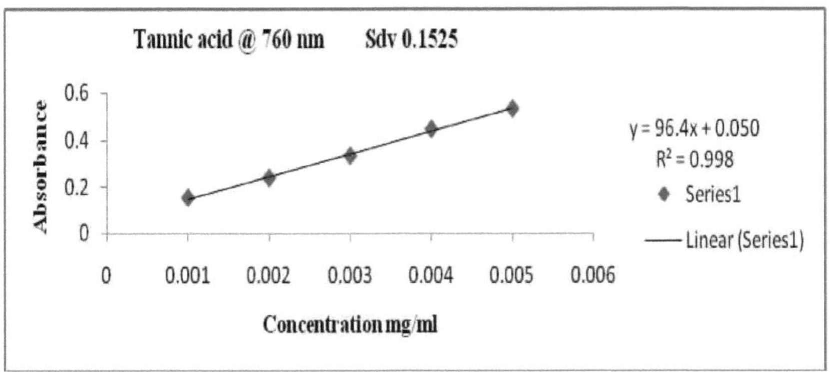

Fig.3 : Curva de calibração

4.2.9 Determinação dos fenólicos totais: (Bray H. C. e Thorpe W. V. 1954)

A estimativa dos fenóis totais pode ser efectuada com o reagente de Folin-Ciocalteu (FCR).

Princípio:- O princípio da proteção do ambiente

Os fenóis reagem com um agente oxidante fosfomolibdato no reagente de Folin-Ciocalteu em condições alcalinas e resultam na formação de um complexo de cor azul, o azul de molibdénio, que é medido colorimetricamente a 650 nm.

Reagentes

1. Reagente de Folin-Ciocalteus (FCR)
2. 20% Na_2CO_3
3. Padrão (10 mg de ácido gálico em 100 ml de metanol).

Metodologia:

Preparar uma solução-mãe (1mg/ml) do extrato em metanol. A partir da solução-mãe, colocar uma quantidade adequada do extrato num balão volumétrico de 25 ml e adicionar 10 ml de água e 1,5 ml de reagente de folina ciocalteus, manter a mistura durante 5 minutos e, em seguida, adicionar 4 ml de Na2CO3 a 20% e completar até 25 ml com água destilada. Manter a mistura durante 30 minutos e registar a absorvância a 765nm. O teor de fenólicos totais foi calculado como ácido gálico (mg/ml) utilizando a seguinte equação baseada na curva de calibração: $y = 131,8x + 0,044$, $r^2 = 0,997$, em que y era a absorvância e x era o equivalente de ácido gálico (mg/ml). O mesmo procedimento foi repetido para a *Acacia arabica e a Prosopis julifera.*

Quadro 4: Preparação da curva de calibração para o teor de fenólicos

S. Não.	**Montante das existências ( )ml**	**Dist. Água ( )ml**	**Reagente fenólico de Folin-Ciocalteu (ml)**	**Solução de carbonato de sódio a 20% (ml)**	**Dist. Água(ml) Até**	**Conc. (mg/ml)**	**Abso. A 765 nm**
1	0.2	10	1.5	4	25	0.0008	0.139
2	0.4	10	1.5	4	25	0.0016	0.264
3	0.6	10	1.5	4	25	0.0024	0.369
4	0.8	10	1.5	4	25	0.0032	0.467
5	1	10	1.5	4	25	0.0040	0.565
6	Em branco	10	1.5	4	25		

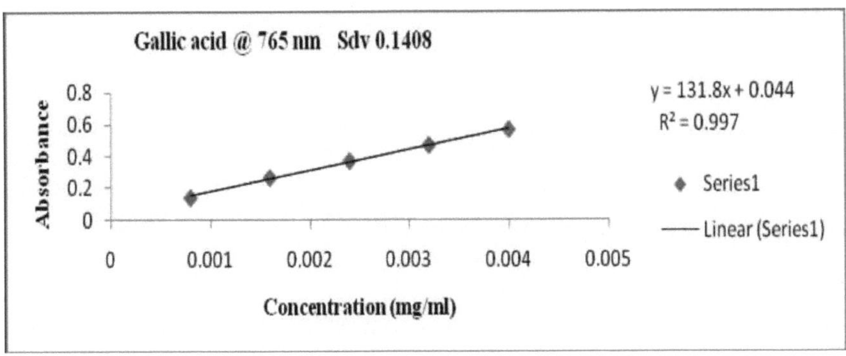

Fig.4 : Curva de calibração para o teor de fenólicos

4.2.10 Determinação dos flavonóides totais:

(Ez Ordon L. A. A. *et al.*, 2006)

(a) Os flavonóides totais foram estimados segundo o método de Ordon *et al.*, [2006], utilizado para estimar o teor de flavonóides totais da solução de extrato com base na formação de um complexo flavonoide-alumínio.

Preparação do extrato:

2 gramas de material em pó seco de todas as partes foram percolados a frio com um volume conhecido de metanol.

Reagentes utilizados:

1. 2 % AlCl3 (solução etanólica)
2. Padrão (10 mg de rutina em 100 ml de etanol)

Metodologia:

A 0,5 ml de amostra (extrato metanólico), foram adicionados 0,5 ml de solução metanólica de AlCl3 a 2%. As soluções padrão foram preparadas da mesma forma, utilizando 0,2, 0,4, 0,6, 0,8 e 1 ml de solução de reserva (solução de quercetina). Uma cor amarela indica a presença de flavonóides. O branco foi preparado utilizando 0,5 ml. 2 % de AlCl3 metanólico. Todas as soluções foram completadas até 5 ml com metanol e, após 1 hora, a absorvância das soluções padrão e de amostra foi registada a 420 nm, em relação ao branco. O teor total de flavonóides foi calculado como Rutina (mg/ml) utilizando a seguinte equação baseada na curva de calibração: $y = 165,1X + 0,069$, $r^2 = 0,998$, em que y era a absorvância e x era o equivalente de Rutina (mg/ml). O mesmo procedimento foi repetido para a *Acacia arabica e a Prosopis julifera.*

Quadro 5: Preparação da curva de calibração para o teor de flavonóides

S. não.	Quantidade de stoke (ml)	Solução de cloreto de alumínio a 2% (ml)	Água de distribuição (ml) até	Conc. (mg/ml)	Abso. A 420 nm
1	0.2	0.5	10	0.002	0.401
2	0.4	0.5	10	0.004	0.739
3	0.6	0.5	10	0.006	1.065
4	0.8	0.5	10	0.008	1.354
5	1	0.5	10	0.010	1.745
6	Em branco	0.5	10		

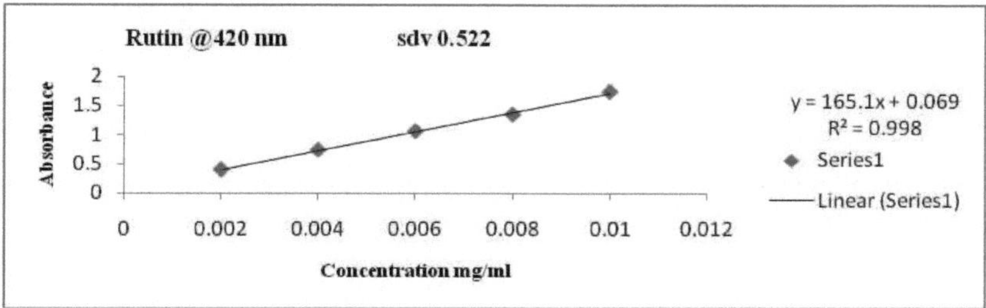

Fig.5 : Curva de calibração

4.3 Análise fitoquímica:

(Kokate C.K., 1990, Trease e Evans, 1997 e khandelwal K.R. 2000 e Harborne J B (1998).

O rastreio fitoquímico inclui a avaliação química do extrato sucessivo da planta, que é um teste qualitativo que mostra a presença ou ausência de diferentes categorias de constituintes, ou seja Fracções sucessivas; hexano, clorofórmio, acetona, etanol, água, da planta a partir de soxhlet submetidas a testes qualitativos para a identificação de vários constituintes activos, nomeadamente hidratos de carbono, glicosídeos, alcalóides, aminoácidos, flavonóides, óleo fixo, taninos, goma e mucilagem, fitoesteróis, etc., de acordo com Kokate C.K., 1990, Trease e Evans, 1997 e khandelwal K.R. 2000.

4.3.1 Materiais, instrumentos e produtos químicos:

Tubos de ensaio, aparelho de soxhlet, exsicadores, aparelho de destilação, agitador de frascos rotativos (Selec RC 100A), vortexer (LVM 2000), sistema de liofilização (Labconco), câmara TLC, pulverizador, balança eletrónica digital (OHAUS), pratos TLC, espetrofotómetro UV-visível de feixe duplo (Thermo, UV 1), sistema CAMAG HPTLC composto por scanner TLC 3, dispositivo de aplicação Linomat 5, câmara de revelação de placas de calha dupla e software winCATS (1.3.2.0). Todos os produtos químicos e reagentes utilizados foram obtidos na Ranbaxy Fine Chemicals Ltd. Nova Deli, Fischer Inorganics & Aromatics Ltd. Madras, NICE chemicals Ltd., Cochin e Central drug House Pvt. Ltd. (CDH), Nova Deli.

Solvente:

Hexano, clorofórmio, acetona, metanol e água destilada.

No processo de extração sucessiva, o material vegetal em pó é extraído com solventes não polares a polares, ou seja, hexano, clorofórmio, acetona, metanol, água e, assim, com base na polaridade do conteúdo do material vegetal, será extraído num solvente específico, como não polar em hexano e clorofórmio, polar intermédio em acetona ou altamente polar em metanol e água.

Para a extração sucessiva, utilizou-se um aparelho de Soxhlet (método de percolação a quente). Neste caso, procede-se à extração contínua de um medicamento ou de qualquer outra substância recomendada na monografia. O processo consiste em percolar a substância com solventes adequados a uma temperatura próxima do ponto de ebulição do solvente. Pode utilizar-se qualquer aparelho que permita a percolação uniforme da droga e o fluxo contínuo do vapor do solvente em torno do percolador.

Metodologia:

A montagem foi organizada e o dedal foi preparado e colocado. 10 gramas de droga em pó seca ao ar foram extraídos com hexano durante 3 dias, depois a solução de extrato foi recolhida e concentrada sob vácuo utilizando vapor de rota. Em seguida, o material vegetal foi novamente recolhido e seco ao ar. Quando completamente seco, foi novamente embalado no dedal. O mesmo método foi repetido para o clorofórmio, a acetona, o etanol e a água. Por fim, os extractos secos foram recolhidos em frascos de vidro previamente pesados e o peso de cada frasco foi medido. Os extractos do fruto de S. anacardium Linn. foram recolhidos e, finalmente, foi calculada a percentagem de rendimento para todos os extractos de todas as partes.

Fórmula utilizada:

10 gramas de pó seco ao ar contêm = X gramas de extr

100 gramas de pó seco ao ar contêm = 100X/10 = 10X

X = diferença de peso do frasco

4.3.2 Rastreio fitoquímico:

Requisito químico:

α-Naphtol, reagente de Benedict, Fehling A e Fehling B, ácido sulfúrico concentrado, cloreto férrico, reagente de cloridrato de vanilina, hidróxido de sódio, sulfato de cobre,

Reagente de Millon, Reagente de Wagner, Reagente de Hager. Ninidrina, reagente de Dragandroff, etc.

Procedimento:

Teste de hidratos de carbono:

i. **Teste de Molisch:** Tratar o extrato com algumas gotas de α-naftol alcoólico, adicionar lentamente 0,2 ml de ácido sulfúrico concentrado através da superfície lateral do tubo de ensaio, surgindo um anel de cor púrpura a violeta na junção.

ii. **Teste de Benedict:** Tratar o extrato com algumas gotas de reagente de Benedict (solução alcalina contendo complexo de citrato cúprico) e ferver em banho-maria, formando-se um ppt castanho-avermelhado se estiver presente açúcar redutor.

iii. **Teste de Fehling:** Misturam-se volumes iguais de reagente de Fehling A (sulfato de cobre em água destilada) e de Fehling B (tartarato de potássio e hidróxido de sódio em água destilada) com uma pequena quantidade de extrato, ferve-se em banho-maria e forma-se um ppt vermelho-tijolo de óxido cuproso, se houver a presença de açúcar redutor.

iv. **Caramelização:** Os hidratos de carbono, quando tratados com ácido sulfúrico forte, sofrem carbonização com a desidratação e cheiro a açúcar queimado.

Pesquisa de taninos

i. **Teste de cloreto férrico:** O extrato dá uma cor azul-esverdeada com uma solução de cloreto férrico a 5%.

ii. **Teste do cloridrato de vanilina:** O extrato, quando tratado com algumas gotas de reagente de cloridrato de vanilina, produz uma cor vermelha púrpura.

iii. **Teste com reagente alcalino:** O extrato com uma solução de hidróxido de sódio a 5% dá um ppt amarelo a vermelho num curto espaço de tempo.

Teste de proteínas e aminoácidos:

i. **Teste:** O extrato com alguns ml de solução de hidróxido de sódio a 5% e sulfato de cobre a 1% produz uma cor rosa ou púrpura.

ii. Teste de Millon: Extrair com 2 ml de reagente de Millon (nitrato de mercúrio em ácido nítrico com vestígios de ácido nitroso) um ppt branco que se torna vermelho após um ligeiro aquecimento.

iii. Teste da ninidrina: Os aminoácidos e as proteínas, quando fervidos com uma solução a 0,2% de ninidrina (hidrato de indano 1, 2, 3-trião), apresentam uma cor violeta.

Pesquisa de alcalóides:

i. Teste de Dragendroff (solução de iodeto de bismuto e potássio): Os alcalóides dão precipitado castanho-avermelhado com o reagente de Dragendroff.

ii. Teste de Wagner (solução de iodo em iodeto de potássio): Os alcalóides dão precipitado castanho-avermelhado com o reagente de Wagner.

iii. Teste de Hager (solução saturada de ácido pícrico): Os alcalóides formam um precipitado de cor amarela com o reagente de Hager.

iv. Teste de Mayer (iodeto de mercúrio e potássio): Os alcalóides formam um precipitado de cor amarela com o reagente de Mayer.

Pesquisa de esteróis e triterpenóides:

i. Ensaio de Libermann-Burchard: O extrato é tratado com algumas gotas de anidrido acético, ferve-se e arrefece-se e adiciona-se ácido sulfúrico concentrado a partir da parte lateral do tubo de ensaio, mostra um anel castanho na junção de duas camadas e a camada superior torna-se verde, o que mostra a presença de esteróis e a formação de uma cor vermelha profunda indica a presença de triterpinoides.

ii. O extrato clorofórmico e o anidrido acético e o ácido sulfúrico conc. da parede lateral do tubo de ensaio, a camada superior torna-se verde, o que revela a presença de esteróides.

Teste para flavonóides:

i. Teste de Shinoda (teste da fita de cloridrato de magnésio): Ao extrato, adicionar alguns fragmentos de fita de magnésio e adicionar ácido clorídrico concentrado gota a gota. Ao fim de alguns minutos, surge uma cor rosa escarlate, vermelho carmesim ou, ocasionalmente, verde a azul.

ii. Teste de redução do cloridrato de zinco: Ao extrato adiciona-se uma mistura de pó de zinco e ácido clorídrico conc., que dá cor vermelha após alguns minutos.

iii. Teste com reagente alcalino: Ao extrato adicionar algumas gotas de solução de hidróxido de sódio, a formação de uma cor amarela intensa que se torna incolor com a adição de algumas gotas de ácido acético diluído indica a presença de flavonóides.

Teste de saponinas:

Uma porção do extrato obtido, dissolvida em água destilada e agitada vigorosamente, a formação de uma espuma em favo de mel que persiste durante 15 minutos indica a presença de saponinas.

Teste de resinas:

O extrato é dissolvido em acetona e esta solução é adicionada a água destilada. A turvação indica a presença de resinas.

Pesquisa de glicosídeos:

i. Após a precipitação completa do açúcar redutor, o filtrado foi hidrolisado com ácido clorídrico diluído (15%) e, em seguida, repetiu-se o mesmo teste do açúcar redutor.

ii. Os extractos alcoólico, clorofórmico e aquoso foram tratados com ácido acético, cloreto férrico e 2-4 gotas de ácido sulfúrico concentrado, a formação de cor azul indica a presença de glicosídeo.

4.3.3 Análise cromatográfica:

Análise HPTLC:

O β-sitosterol, o estigmasterol e o ácido ursólico foram aplicados numa placa de vidro Merck de sílica gel G60 F254 pré-revestida.

A técnica HPTLC na normalização é necessária para -

- Quantificação dos componentes dos marcadores por área sob a curva
- Determinação dos valores RF exactos para os componentes do marcador
- Determinação do grau de pureza da substância (pureza de pico)
- Determinação dos máximos de absorção da substância

Método:

Preparação de extractos metanólicos: O extrato metanólico da casca do caule, folha e galho de *Acacia Arabica e Prosopis julifera (SW).DC*. foi preparado através de percolação a frio utilizando 2 gm de material em pó em 100 ml de metanol.

Preparação das amostras: Foi preparada uma solução-mãe de extrato metanólico com uma concentração de 10 mg/ml para todas as partes de *Acacia arabica e Prosopis julifera.*

Preparação do padrão: Foi preparada uma solução-mãe de concentração 1 mg/ml para cada padrão de referência.

Fase estacionária: Utilizou-se uma placa de sílica gel 60 F254 (E. Merck) pré-revestida com uma espessura uniforme de 0,2 mm.

Aplicador de amostras: O aplicador CAMAG Linomate-5 para aplicação de amostras sob a forma de bandas estreitas, em particular na análise de misturas de compostos como extractos de plantas, é vantajoso começar com zonas de aplicação de amostras compactas e estreitas, uma vez que estas garantem uma resolução óptima para um determinado sistema cromatográfico plano, o CAMAG linomate-5 utiliza a técnica spry-on para aplicação de amostras na camada do cromatograma sob a forma de bandas estreitas, o que permite a aplicação de um volume de amostra maior do que é possível com a transferência de amostras por contacto, uma vez que o solvente evapora quase completamente durante o processo, mesmo quando são utilizados solventes fortemente polares, por exemplo, metanólicos ou aquosos, permanecem em contacto e estreitos.por exemplo, metanólico ou aquoso, permanecem de contacto e estreitos. Quando é necessário um volume maior, especialmente em aplicações preparativas, pode ser utilizada uma seringa de 500 µl em vez da seringa de dosagem padrão de 100 µl. Uma outra vantagem do linomat-5 é o seu suporte de placa auto-ajustável. Permite a utilização de camadas de espessura diferente sem reajustar o bocal de pulverização. Esta caraterística torna-o atrativo para a aplicação preparativa.

Aplicação da amostra: Preparou-se 10 mg/ml de extrato metanólico da planta e aplicou-se 10 µl desta solução na placa, e preparou-se 1mg/ml de solução de marcador padrão e aplicou-se 10 µl de ambos os padrões.

Sistema de solventes: Tolueno :acetato de etilo :: 8:2

Cromatografia: A placa foi eluída com a respectiva fase móvel em câmaras de passagem dupla CAMAG. A câmara foi saturada com a respectiva fase móvel. Foi utilizada uma placa de saturação (E. Merck) de espessura uniforme de 0,2 mm para todas as análises HPTLC.

Documentação de vídeo: A placa eluída pode ser analisada sob CAMAG Reproster-3 para a visualização UV em diferentes valores λ como 254 nm e 366 nm.

Análise dos traços: A placa eluída tem diferentes traços de eluição que são densitometricamente digitalizados utilizando o CAMAG Scanner-3 nos respectivos comprimentos de onda ou no comprimento de onda múltiplo para o extrato bruto, o que dá a área sob a curva para o respetivo componente presente no extrato e a quantidade do componente será quantificada.

2 **.4 Estudos biológicos:** (Ez Ordon L. A. A. *et al.*, 2006),

Atividade antioxidante (atividade de eliminação de radicais livres):

Ensaio de eliminação do radical DPPH:

O efeito do extrato no radical DPPH foi estimado utilizando o método de Liyana-Pathirana e Shahidi.

Necessidade de produtos químicos:

3 2-difenil-1-picrilhidrazil (DPPH), ácido ascórbico, metanol

Solução padrão de DPPH: Solução 0,135 mM

Solução-mãe da amostra: Solução de 0,1 mg/ml para todas as amostras de extrato metanólico (1 mg/10 ml de metanol)

Metodologia:

Preparou-se uma solução de DPPH 0,135 mM em metanol e misturou-se 1,0 ml desta solução com 1 ml de extrato em metanol contendo 0,02-0,1 mg do extrato. A mistura de reação foi agitada em vórtice e deixada no escuro à temperatura ambiente durante 30 minutos. A absorvância da mistura foi medida espectrofotometricamente a 517 nm e o ácido ascórbico foi utilizado como referência. A capacidade de eliminação dos radicais DPPH foi calculada pela seguinte equação: Atividade de eliminação do radical DPPH (%) = $[(Abs_{controlo} - Abs_{amostra}) / (Abs_{controlo})] \times 100$ em que $Abs_{controlo}$ é a absorvância do radical DPPH + metanol; $Abs_{amostra}$ é a absorvância do radical DPPH + extrato da amostra / referência. O mesmo procedimento foi utilizado para a casca do caule, a folha e o ramo de *Acacia arabica e Prosopis julifera.*

CAPÍTULO 5. RESULTADO

5.1 Estudo botânico

5.1.1 Estudo de todo o material

Parâmetro	*Acacia arabica* (Folhas)	*Acácia Arábica* (Casca)	*Acacia arabica* (Galho)	*Prosopis julifera* (Folhas)	*Prosopis julifera* (Casca)	*Prosopis julifera* (Galho)
Cor	Verde	Castanho	Verde claro	Verde	Castanho avermelhado	Verde claro
Odor	Sem odor	Sem odor	Sem cheiro	Sem cheiro	Sem cheiro	Sem cheiro
Gosto	Amargo	Adstringente	Adstringente	Sabor agradável	Sabor agradável	Sabor agradável

5.1.1.1 Estudo organolético

Tabela 6:

Parâmetro	*Acacia arabica* (Casca)	*Prosopis julifera* (Casca)
Forma Superfície Fratura Textura	Peças curvas Cristas longitudinais irregulares e, por vezes, transversais fissuras. superfície interna estriado longitudinalmente. Irregulares e grosseiramente fibrosos pouco fissurado	Peças curvas Cristas longitudinais irregulares e por vezes fissuras transversais. Superfície interna estriada longitudinalmente Áspero Médio a grosseiro

5.1.1.2 Macroscopia

Tabela 7:

Parâmetros	*Acácia arábica* (Folha)	*Prosopis julifera (Folha)*
Tamanho	1,2-2,5 cm de comprimento e 0,25 cm de largura	1,8-2,5 cm de comprimento e 0,3 cm de largura
Forma	Oblongo	Oblongo

Apex	Sem rodeios,	Sem rodeios,
Superfície	Glabro	Glabro
Folheto	10-12 pares, subsésseis	15-18 pares, peciolados
Tipo	Composto bipinado	Composto bipinado
Venação	Reticulado	Reticulado
Estípula	As espinhas estípulas são variáveis	As espinhas estípulas são variáveis
Margem	Inteiro	Inteiro
Base	Redondo	Redondo
Arranjo	Alternativa	Alternativa

5.1.1.3 Microscopia

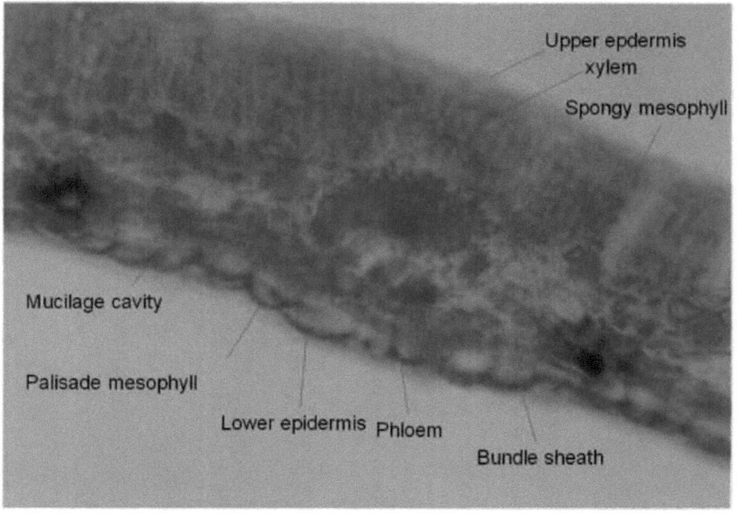

T. S. *de folha de Prosopis julifera*

Fig. 6

Células epidérmicas de paredes espessas e rectas, grandes cavidades mucilaginosas no tecido do mesofilo e estomas do tipo paracítico, cristais de oxalato de cálcio do tipo prismático no tecido do mesofilo, deposição densa de conteúdo de tanino, O mesofilo tem uma célula em paliçada e o tecido do mesofilo esponjoso tem três ou quatro camadas de células de parênquima frouxamente dispostas. O feixe vascular é colateral com uma massa cónica de elementos de xilema angulares e de paredes espessas e um arco fino de elementos de floema; um arco espesso de células esclerenquimatosas gelatinosas ocorre em ambos os lados superior e inferior do feixe

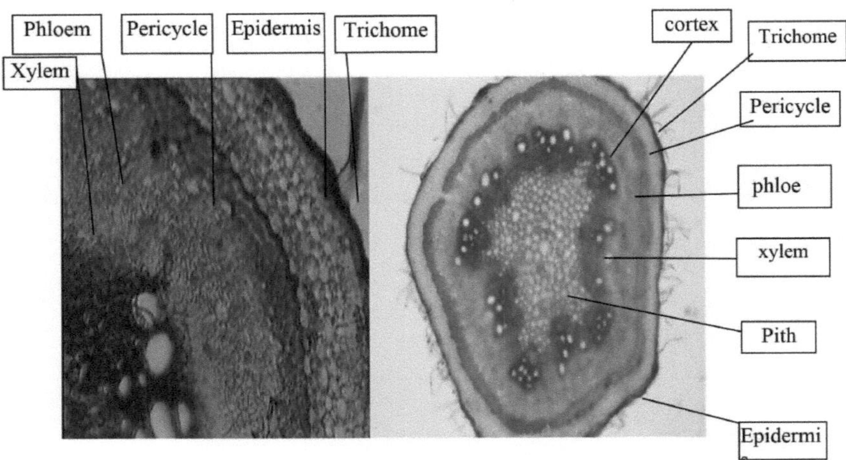

Fig. 7 T.S.OF Galho de *Acacia arabica*

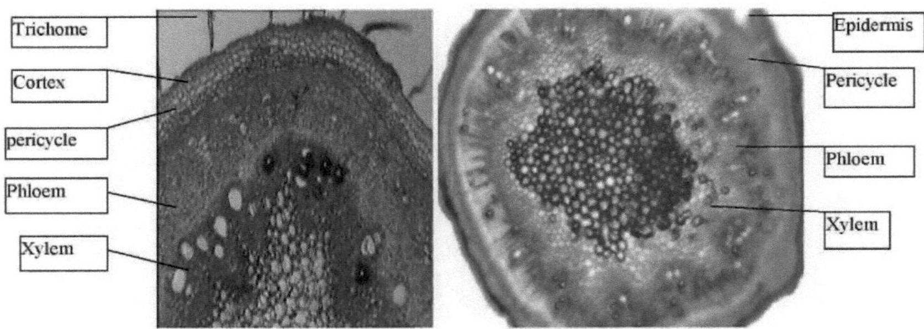

Fig. 8 S.T. de galho de *Prosopis julifera*

O TS do galho tem um contorno quase circular. A região mais externa é constituída por cortiça de várias camadas, seguida de córtex secundário de várias camadas, com canais de mucilagem, células pétreas e cristais. A região do floema, por baixo do córtex secundário, é muito larga e atravessada por raios medulares. O floema é constituído por parênquima, fibras, tubos crivosos e células companheiras. As fibras estão dispostas em pequenos grupos e filas radiantes em direção à região cortical. O xilema é constituído por vasos do xilema, fibras, traqueídos e parênquima do xilema. Os raios medulares nesta região também irradiam 1-2 células de largura, os vasos estão dispostos maioritariamente em filas radiais de 2 a 7. Alguns vasos são solitários, a porção central é ocupada por células parenquimatosas.

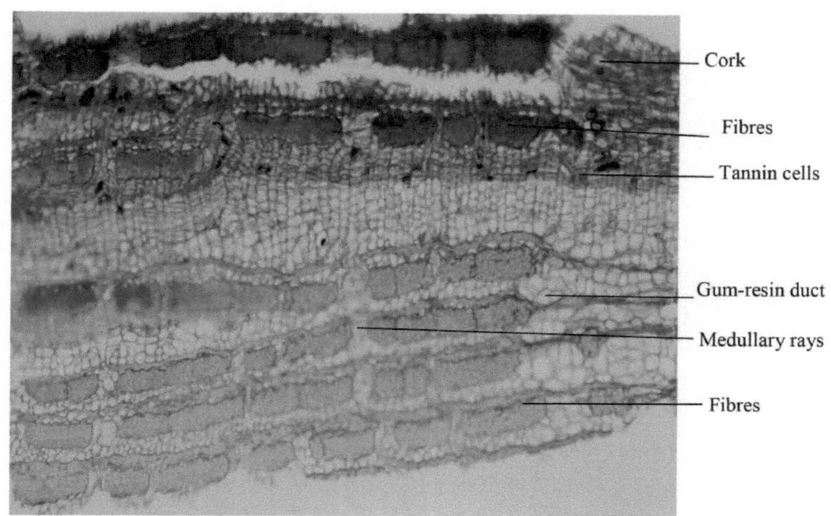

Fig. 9

TS Casca do caule de *Prosopis julifera* (Vilayati Babool)

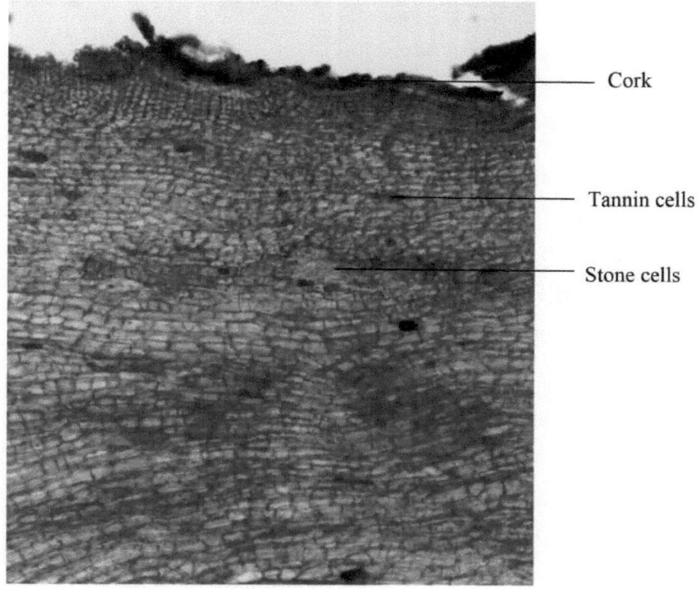

Região da cortiça e da feloderme

Fig. 10

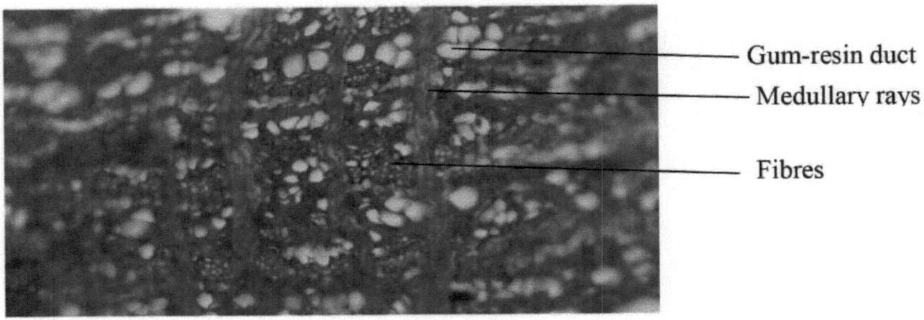

Região do floema secundário

TS Casca do tronco de *Acacia arabica*

Fig. 11

Quadro 8: Microscopia da casca

	Acácia arábica (*Bark*)	*Prosopis julifera* (Casca)
Cortiça	15-25 células de cortiça em camadas, de paredes finas, ligeiramente achatadas, na sua maioria rectangulares, de cor castanha,	10-15 camadas , paredes finas, células rectangulares de cortiça castanha.
Córtex	Algumas lenticelas formadas por rutura de células de cortiça, células corticais secundárias ovadas a alongadas, muitas células pétreas taníferas, de forma e tamanho variáveis, presentes em grandes grupos.	Algumas lenticelas formadas pela rutura de células de cortiça, células de tanino presentes e fibras também presentes no córtex.
Floema	O floema é constituído por tubos crivosos, células companheiras, fibras, fibras cristalinas e parênquima do floema; os tecidos do floema estão cheios de conteúdo avermelhado ou castanho; as fibras cristalinas têm paredes espessas, são alongadas, divididas por septos transversais em segmentos, cada um contendo	O floema é constituído por tubos de peneira, células companheiras, fibras e parênquima do floema, raios medulares uni a multiseriados. Ducto gomoso resinífero presente no floema.

	um cristal prismático de oxalato de cálcio; os raios medulares são uni a multi-seriados; os cristais de oxalato de cálcio encontram-se dispersos entre as células pétreas do córtex secundário e do parênquima do floema.	

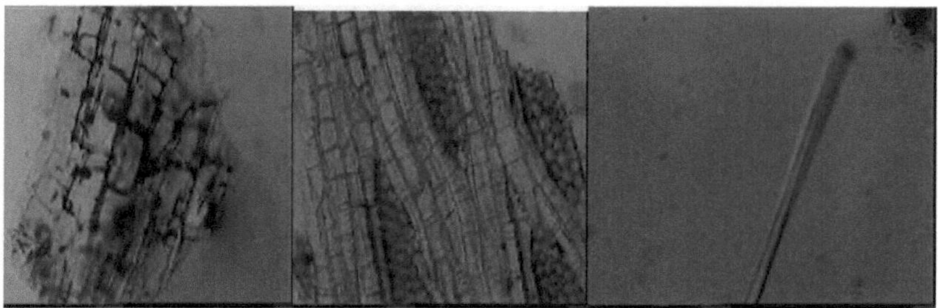

Figura 12: Casca de Prosopis julifera A, célula de cortiça, B, raios medulares e floema, C, fibra,

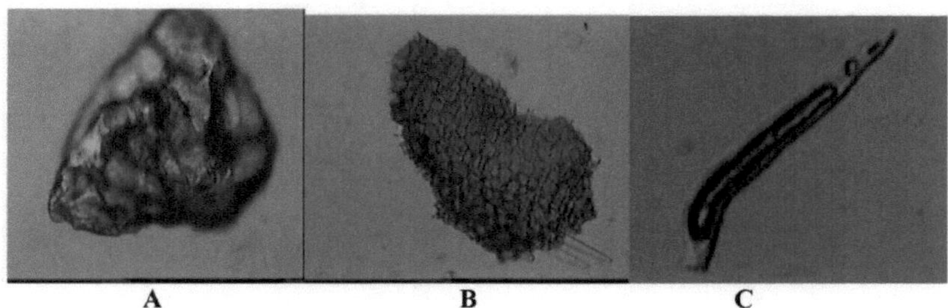

Fig. 13: Galho de *Acacia arabica* A, Cristal prismático de oxalato de cálcio, B, Célula epidérmica com fibra, C, Tricoma

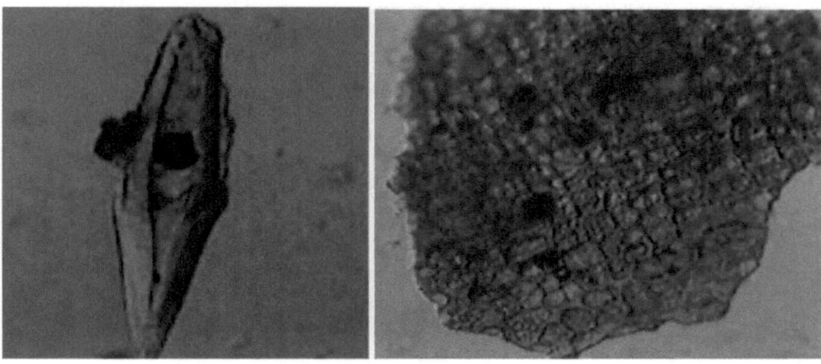

Fig. 14: Galho de Prosopis

5.1.3 Análise de flourescência

Table 9: Análise de fluorescência à luz do dia,

S.N.	Reagente utilizado	*A.arabica (folha)*	*A.arabica (casca)*	*A.arabica (ramo)*	*P. julifera (folha)*	*P. julifera (casca)*	*P. julifera (ramo)*
1.	Pó como tal	Verde escuro	Castanho	Amarelo	Verde	Amarelo claro	Laranja claro
2.	Pó + 1N NaOH em H2O	Castanho avermelhado	Preto	Amarelo	Verde	Amarelo	Verde claro
3.	Pó + 1N ICS	verde	Castanho	Amarelo	Verde	Amarelo acastanhado	Verde claro
4.	Pó + 1N H2SO4	verde	Castanho-escuro	Amarelo	Verde	Amarelo	Verde claro
5.	Pó+ HNO3	Castanho	laranja	Laranja claro	Verde amarelado	Amarelo vivo	Laranja
6.	Pó+ 1N NaOHem MeOH	Preto	Preto	Amarelo escuro	Verde escuro	Castanho escuro	Laranja claro
8.	Pó + KOH	castanho	Castanho avermelhado	Amarelo	Verde claro	Amarelo vivo	Laranja
9.	Pó+ H2SO4	Castanho escuro	Castanho avermelhado	Preto	Verde-escuro	Preto	Preto
10.	Pó + GAA	Preto verde	Castanho	Amarelo	Verde	Amarelo	Verde
11.	Pó+ Metanol	Verde escuro	Castanho	Amarelo	Verde claro	Amarelo	Verde
12.	Pó+ Acetona	Verde escuro	Castanho escuro	Amarelo	Verde claro	Amarelo	Amarelo
13.	Pó+EtOH	Castanho	Preto	Amarelo	Verde claro	Amarelo	Amarelo
14.	Pó+Alc FeCI3	verde	Verde escuro	Amarelo	Verde amarelado	Preto	Verde

Table 10: Análise de fluorescência em 254 nm.

S.N.	Reagente utilizado	*A.arabica* (folha)	*A.arabica* (casca)	*A. arabica* (Galho)	*P. julifera* (folha)	*P julifera* (casca)	*P julifera* (ramo)

1.	Pó como tal	Castanho-esverdeado	verde	Verde	Verde	Verde	Verde
2.	Pó +1N NaOH em H2O	Verde escuro	Verde escuro	Verde escuro	Verde	Verde	Verde
3.	Pó +1N ICS	verde	Verde claro	Verde	Verde amarelo	Verde	Verde
4.	Pó +1N H2SO4	Verde escuro	Preto	Verde	Verde amarelo	Verde	Verde
5.	Pó + HNO3	Verde escuro	Verde claro	Verde	Verde	Verde	Verde
6.	Pó +1N NaOH em MeOH	Verde escuro	Preto	Verde	Verde	Verde	Verde escuro
8.	Pó + KOH	Preto	verde	Verde	Verde amarelo	Verde	Verde
9.	Pó+ H2SO4	Verde escuro	Preto	Verde escuro	Verde escuro	Preto e verde	Verde-escuro
10.	Pó + GAA	Verde escuro	Verde	Verde	Verde	Verde	Verde
11.	Pó+ Metanol	Castanho	Cinzento	Verde	Verde	Verde	Verde
12.	Pó+ Acetona	Verde escuro	Verde claro	Verde	Verde	Verde	Verde
13.	Pó+EtOH	Verde	Preto	Verde	Verde	Verde	Verde
14.	Pó+Alc FeCI3	Verde escuro	Verde escuro	Verde	Verde	Verde escuro	Verde brilhante

Table 11: Análise de fluorescência em 365 nm.

S.N.	**Reagente utilizado**	***A.arabica (folha)***	***A.arabica (casca)***	***A.arabica (t^{w} ig)***	***P julifera (folha)***	***P julifera (casca)***	***P julifera (t^{w} ig)***
1.	Pó como tal	Preto	Preto escuro	Preto	Verde-escuro	Preto	Preto
2.	Pó + 1N NaOH em H2O	Preto	preto	Preto	Verde-escuro	Preto	Preto
3.	Pó + 1N ICS	Preto	Preto escuro	Preto	Verde-escuro	Preto	Preto

4.	Pó + 1N H_2SO_4	Preto	Preto	Preto	Verde-escuro	Preto	Preto
5.	Pó+ HNO3	Preto escuro	Preto escuro	Preto	Verde-escuro	Preto	Preto
6.	Pó+ 1N NaOHem MeOH	Preto escuro	Preto escuro	Preto	Verde-escuro	Preto	Preto
8.	Pó + KOH	Preto	Preto escuro	Preto	Verde-escuro	Preto	Preto
9.	Pó+ H2SO4	Preto	Preto	Preto	Verde-escuro	Preto	Preto
10.	Pó+ GAA	Preto	Preto escuro	Preto	Verde-escuro	Preto	Preto
11.	Pó+ Metanol	Preto	Preto	Preto	Verde-escuro	Preto	Preto
12.	Pó+ Acetona	Preto escuro	Preto	Preto	Preto verde	Preto	Preto
13.	Pó+EtOH	Preto	Preto	Preto	Verde-escuro	Preto	Preto
14.	Pó+Alc FeCI3	Preto	Preto	Preto escuro	Verde-escuro	Preto	Escuro Preto

5.2 Análise físico-química

5.2.1 Quadro 12: Teor de humidade:

Observação	*Acacia arabica* (Folhas)	*Acacia arabica* (Casca)	*Acacia arabica* (Galho)	*Prosopis julifera* (Folha)	*Prosopis julifera* (Casca)	*Prosopis julifera* (Galho)
Gama (%)	3.90-4.2%	4.90-5.40%	5.2-5.7%	4.6-4.1%	4.2 4.5%	5.5-5.3%
Média (%)	3.95%	5.20%	5.45%	4.75%	4.35%	5.4%

5.2.2 Quadro 13: Valor das cinzas

Espécies e partes	**Cinzas totais (%)**	**Média (%)**	**Cinza insolúvel em ácido (%)**	**Média (%)**	**Cinzas solúveis em água (%)**	**Média (%)**
A.arabica(folha)	9.25-9.55	9.4	1.13-1.25	1.21	0.855-0.895	0.870
A.arabica(casca)	8.00-8.10	8.05	1.19-1.045	1.033	0.842-0.888	0.865

A.arabica(ramo)	7.5-7.9	7.75	0.999-1.35	1.0746	0.865-0.840	0.852
Pjulifera(Ieaf)	8.00-8.20	8.1	1.26-1.55	1.41	0.752-0.782	0.767
P.julifera(casca)	8.20-8.30	8.25	1.02-1.15	1.085	0.768-0.807	0.787
P.julifera(galho)	8.35-8.40	8.4	0.930-1.10	1.037	0.812-0.853	0.832

5.2.3 Quadro 14: Teor de fenólicos totais

Espécies e partes	**teor fenólico (%)**	**Média (%)**
A.arabica(folha)	0.0405-0.0406	0.04055
A.arabica(casca)	0.0400-0.0402	0.0401
A.arabica(ramo)	0.0328-0.0348	0.0338
P.julifera(folha)	0.0406-0.0408	0.047
P.julifera(casca)	0.825-0.00851	0.00838
P.julifera(galho)	0.0138-0.140	0.01392

5.2.4 Quadro 15: Teor total de taninos

Espécies e partes	**Teor de taninos (%)**	**Média (%)**
A.arabica(folha	10.2 5-10.35	10.30
A.arabica(casca)	20.25-20.32	20.28
A.arabica(ramo)	22.42-22.53	22.47
Pjulifera(Ieaf)	5.38-5.40	5.39
P.julifera(casca)	10.65-10.88	10.774
P.julifera(galho)	15.49-15.62	15.51

5.2.5 Quadro 16: Teor total de flavonóides

Espécies e partes	**Teor de flavonóides (%)**	**Média (%)**
A.arabica(folha)	0.1822-0.1842	0.1832
A.arabica(casca)	0.0220-0.0235	0.02275
A.arabica(ramo)	0.030-0.0340	0.0270
Pjulifera(Ieaf)	0.2412-0.2436	0.2424
P.julifera(casca)	0.05336-0.05454	0.05390
P.julifera(galho)	0.00672-0.00680	0.00675

5.2.6 Quadro 17: Teor total de amido

Espécies e partes	**Teor de amido (%)**	**Média (%)**
A.arabica(folha)	3.68-3.96	3.75
A.arabica(casca)	4.14-4.46	4.30
A.arabica(ramo)	9.9-10.65	10.34

Pjulifera(Ieaf)	4.14-4.34	4.24
P.julifera(casca)	4.8-5.2	5.0
P.julifera(galho)	5.25-5.45	5.35

5.2.7 Quadro 18: Teor de açúcar total

Espécies e partes	Teor de açúcar (%)	Média (%)
Aarabica(Ieaf)	6.17-6.95	6.56
A.arabica(casca)	2.24-2.62	5.65
A.arabica(ramo)	2.10-2.18	2.14
Pjulifera(Ieaf)	11.45-11.71	11.58
P.julifera(casca)	11.17-11.99	11.68
P.julifera(galho)	8.2-9.0	8.6

5.3 Análise fitoquímica

5.3.1 Quadro n.º 19: Valor extrativo

Espécies e partes	**Solúvel em hexano (%)**	**Avera ge (%)**	**Solúvel em álcool (%)**	**Média (%)**	**Solúvel em água (%)**	**Avera ge (%)**
A. Arábica (Ieaf)	5.9-6.1	6	10.66-11.00	10.83	11.13-11.44	11.33
A. arabica (casca)	4.14-4.3	4.2	15.51-15.83	15.55	8.98-9.35	9.165
A. arabica (Tlwig)	1.06-1.22	11.4	2.64-3.10	2.87	6.02-6.36	6.19
P.julifera (folha)	6.38-6.66	6.57	11.85-12.15	12.0	18.26-18.56	18.416
P .julifera (bak)	1.53-1.86	1.645	17.83-18.16	17.33	15.10-15.23	15.165
P. julifera (Galho)	1.16-1.16	1.16	5.5-5.8	5.66	6.8-7.2	7.0

5.3.2 Quadro 20: Valor de extração por solventes sucessivos

Espécies e partes	Hexano (% extrativo)	Clorofórmio (% de extrato)	Acetona (% de extrato)	Etanol (% extrativo)	Água (% extractiva)
A. arabica (folha)	4.19	6.5	7.2	1.68	10.28
A. arabica (casca)	0.40	1.9	7.18	8.34	8.36
A. arabica (Galho)	1.82	1.83	9.8	9.9	9.2
P.julifera (folha)	4.23	3.95	2.98	5.73	6.13
P. julifera (casca)	0.9	2.28	6.1	10.5	8.3
P. julifera (ramo)	3.16	1.36	3.2	2.3	8.5

5.3.3 Quadro 21: Testes químicos qualitativos dos extractos de hexeno

Teste	*A.*	*A.*	*A.*	***P.julifera***	***P.***	***P.***

	arabica (folha)	arabica (casca)	arábica (Twig)	(folha)	julifera (casca)	julifera (ramo)
Esteróides	+	+	+	+	+	+
Triterpenóides	+	+	+	+	+	+
Saponina	--	--	--	--	--	--
Flavonóides	--	--	--	--	--	--
Tanino	--	--	--	--	--	--
Resina	--	--	--	--	--	--
Alcalóides	--	--	--	--	--	--
Glicosídeos	--	--	--	--	--	--
Hidratos de carbono	--	--	--	--	--	--
Reduzir o açúcar	--	--	--	--	--	--
Proteínas e aminoácidos	--	--	--	--	--	--

5.3.4 Tabela 22: Testes químicos qualitativos dos extractos de clorofórmio

Teste	*A. arabica (folha)*	*A. arabica (casca)*	*A. arábica (Twig)*	*P.julifera (folha)*	*P. julifera (casca)*	*P. julifera (ramo)*
Esteróides	+	+	+	+	+	+
Triterpenóides	+	+	+	+	+	+
Saponina	--	--	--	--	--	--
Flavonóides	--	--	--	--	--	--
Tanino	--	--	--	--	--	--
Resina	--	--	--	--	--	--
Alcalóides	+	+	+	+	+	+
Glicosídeos	--	--	--	--	--	--
Hidratos de carbono	--	--	--	--	--	--
Amido	--	--	--	--	--	--
Proteínas e aminoácidos	--	--	--	--	--	--

+ Presente, - Ausente

5.3.5 Quadro 23: Testes químicos qualitativos dos extractos de acetona

Teste	*A. arabica (folha)*	*A. arabica (casca)*	*A. arabica(Twig)*	*P.julifera (folha)*	*P. julifera (casca)*	*P. julifera (ramo)*

Esteróides		-	--	-	+	+
Triterpenóides	--	-	--	+	+	+
Saponina	--	--	--	--	--	--
Flavonóides	--	--	--	--	-	-
Tanino	+	+	+	+	+	+
Resina	--	--	-	-	-	-
Alcalóides	-	-	-	-	-	-
Glicosídeos	--	-	-	-	-	--
Hidratos de carbono	--	-	-	-	-	-
Reduzir o açúcar	-	-	-	-	--	--
Óleos e gorduras fixos						
Proteína&amino ácidos	--	--	--	-	-	--

5.3.6 Quadro 24: Testes químicos qualitativos dos extractos etanólicos

Teste	*A.arabica ( )leaf*	*A.arabica (casca)*	*A.arabica (Twig)*	*P.julifera (alef*	*P.julifera (casca)*	*P.julifera (ramo)*
Esteróides	--	--	--	--	--	--
Triterpenóides	--	--	--	--	-	-
Saponina	--	-	-	-	--	--
Flavonóides	+	+	+	+	+	+
Tanino	+	+	+	+	+	+
Resina	--	--	--	--	--	--
Alcalóides	--	--	--	--	--	--
Glicosídeos	--	--	--	--	--	-
Hidratos de carbono	+	--	--	+	--	--
Amido	--	--	--	--	--	--
Proteína& aminoácidos	--	--	--	--	--	--

5.3.7 Tabela 25: Testes químicos qualitativos dos extractos de água

Teste	*A. arabica (folha)*	*A. arabica (casca)*	*A.arabica (Twg*	*P.julifera (folha)*	*P.julifera (casca)*	*P.julifera (ramo)*
Esteróides	--	--	--	--	--	--

Triterpenóides	--	--	--	--	--	--
Saponina	--	--	--	--	--	--
Flavonóides	--	--	--	--	--	--
Tanino	+	+	+	+	+	+
Resina	--	--	--	--	--	--
Alcalóides	--	--	--	--	--	--
Glicosídeos	--	--	--	--	--	--
Hidratos de carbono	+	+	+	--	+	+
Açúcar	+	+	+	+	+	+
Proteínas e aminoácidos	--	--	--	--	--	--

5.3.8 Análise HPTLC

5.3.8.1 Quadro 26: Análise qualitativa

Espécies e partes	**β-sitosterol**	**Estigmasterol**	**Ácido ursólico**
A.arabica(leaf)	+		-
A.arabica(casca)		+	-
A.arabica(galho)		+	-
Pjulifera(leaf)	+		-
P.julifera(casca)		+	-
P.julifera(galho)			+

1. Track 1: Folha de Prosopis ---647,94 mg (sitosterol (Rf- 0,53))

Cálculo:

Faixa 1: Folha de Prosopis

10µl647 ,94 mg

10 µl0 ,6479µg

1 µl0 ,6479µg /10

1ml0 .6479mg/10

10mg/ml0 .6479mg/10

1mg/ml0 . 6479mg/10x10

Fórmula final:

0,6479x EXTRACT WT x100 mg

10x10 x2x1000

0,6479 x 0,39 x 100 x1000

100 x 2 x 1000

=0.126 %

Cálculo:

Faixa 2: Folha de arábica

10µl703 .22 mg

10 µl0 , 7032µg

11 µl0 ,7032µg /10

1ml0 , 7032mg<10

10mg/ml0 . 7032mg<10

1mg/ml0 .7032mg<10 x10

Fórmula final:

0,7032 x EXTRACT WT x100 mg

10x10 x2x1000

0,7032 x 0,35 x 100 x1000

100 x 2 x 1000

=0.1230

2. Faixa 3: Casca de Prosopis --- 549,65mg Stigmasterol (Rf 0,52)

Cálculo:

Faixa 3: Casca de Prosopis

10µl 549,65mg

10 µl 0.5496 µg

11 µl0 ,5496µg /10

1ml0 , 5496mg<10

10mg/ml0 .5496 mg/10

1mg/ml0 .5496 mg/10x10

Fórmula final:

0,5496 x EXTRACT WT x100 mg

10x10 x2x1000

0,5496 x 0,42 x 100 x1000= 0,1154

100 x 2 x 1000

3. Faixa 4: Casca de Arábica --- 267,87mg Stigmasterol (Rf 0,52)

Cálculo:

Faixa 4: Casca de Arábica

10µl 267,87mg

10 µl 0.2678 µg

1 µl0 ,2678µg /10

1ml 0.2678 mg/10

10mg/ml0 .2678 mg/10

1mg/ml0 .2678 mg/10x10

Fórmula final:

0,2678 x EXTRACT WT x100 mg

10x10 x2x1000

0,2678 x 0,47 x 100 x1000= 0,0629%

100 x 2 x 1000

4. Faixa 5: Galho Arábica - 147,24mg Stigmasterol (Rf 0,52)

Cálculo:

Faixa 4: Galho de Arábica

10µl147 ,24mg

10 µl0 ,1472 µg

11 µl0 .1472µg /10

1ml0 . 1472mg/10

10mg/ml0 . 1472mg/10

1mg/ml0 .1472mg/10 x10

Fórmula final:

0,1472 x EXTRACT WT x100 mg

10x10 x2x1000

0,1472 x 0,31 x 100 x1000

100 x 2 x 1000= 0,0228 %

Via 6: Galho de Prosopis - 1,777 mg de ácido ursólico (Rf 0,43)

Cálculo:

Faixa 6: Galho de Prosopis

10µl1.777

10 µl0 ,0017 µg

1 µl0 , 0017µg/10

1ml0 . 0017mg/10

10mg/ml0 . 0017mg/10

1mg/ml0 .0017mg/10 x10

Fórmula final:

0,0017 x EXTRACT WT x100 mg

10x10 x2x1000

0,0017 x 0,29 x 100 x1000= 0,0002

100 x 2 x 1000

5.3.8.2 Quadro 27:

Plantas	**Volume**	**mg/ml de extractos de**	**%Betasitosterol**	**%Estigmasterol**	**%Ácido urosólico**
Folha de Prosopis	10µl	647,94 ng	0.126	-	-
Folha de acácia	10µl	703.22 ng	0.1230	-	-
Casca de Prosopis	10µl	549.65ng	-	0.1154	-

Casca de Arábica	10µl	267,87ng	-	0.0629	-
Galho de Prosopis	10µl	1,777ng	-	-	0.0002
Galho de arábica	10µl	147,24ng	-	0.0228	-

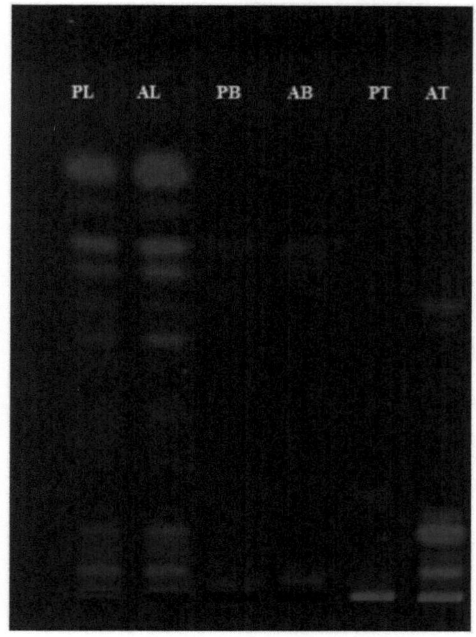

Fig. 15. Placa HPTLC de Prosopis e Acacia a 366 nm,

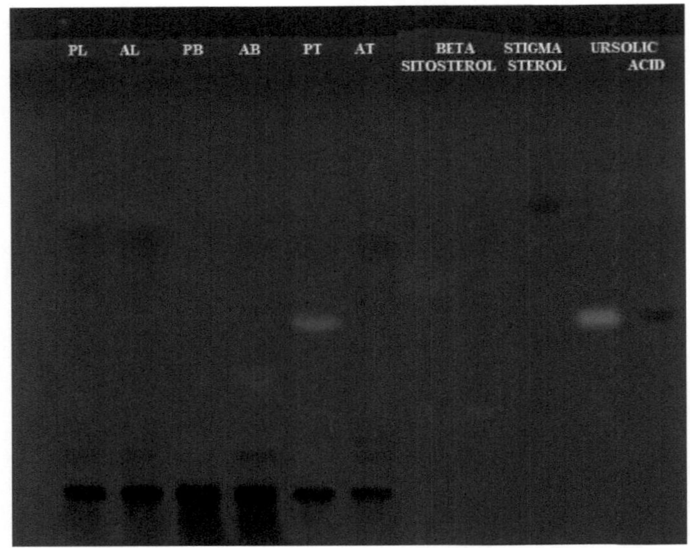

Fig. 16. Placa HPTLC de Prosopis e Acacia a 254 nm.

Fig. 17 Placa HPTLC Prosopis e Acacia à luz visível

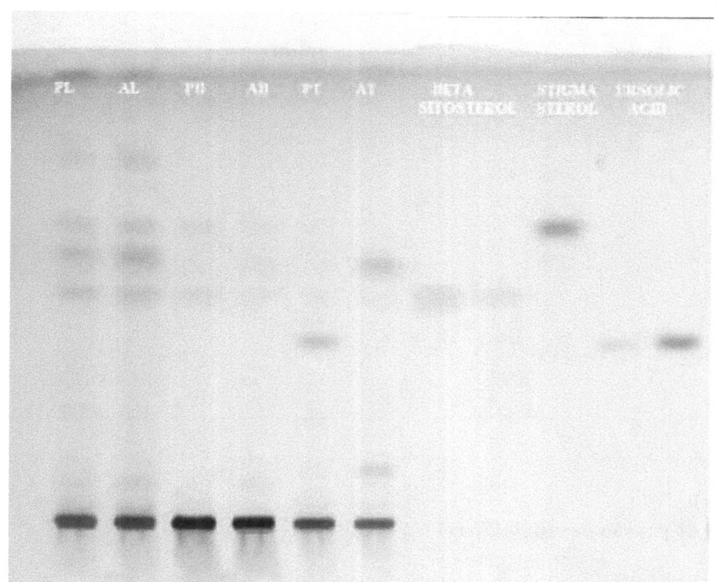

Fig. 18 Placa de HPTLC à luz visível.

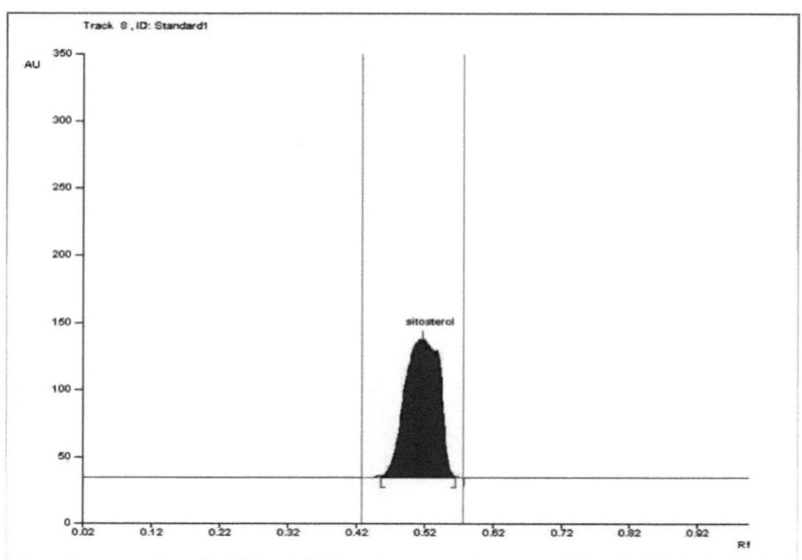

Fig. 19 Cromatografia do padrão β-sitosterol

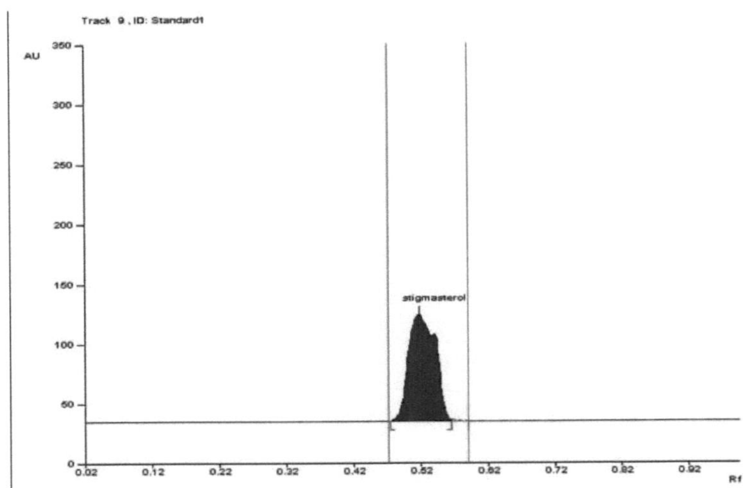

Fig. 21 Cromatografia do padrão de estigmasterol

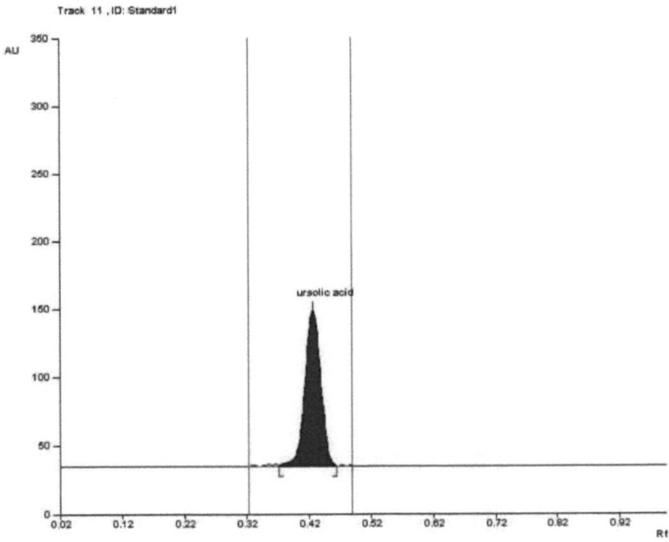

Fig. 21 Cromatografia do ácido ursólico padrão

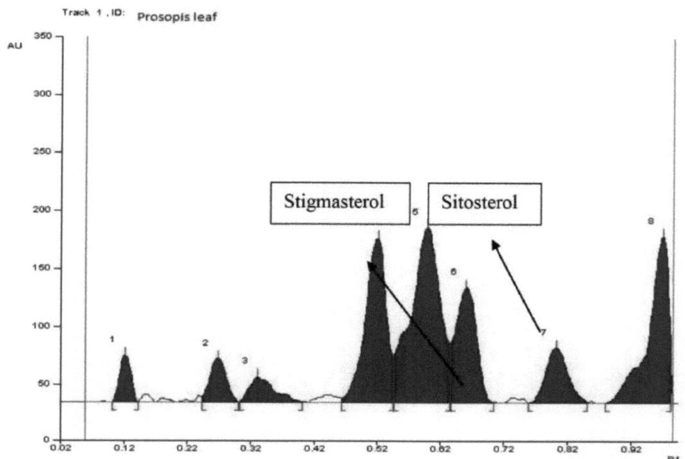

Fig. 22 Perfil cromatográfico da folha de *Prosopis*

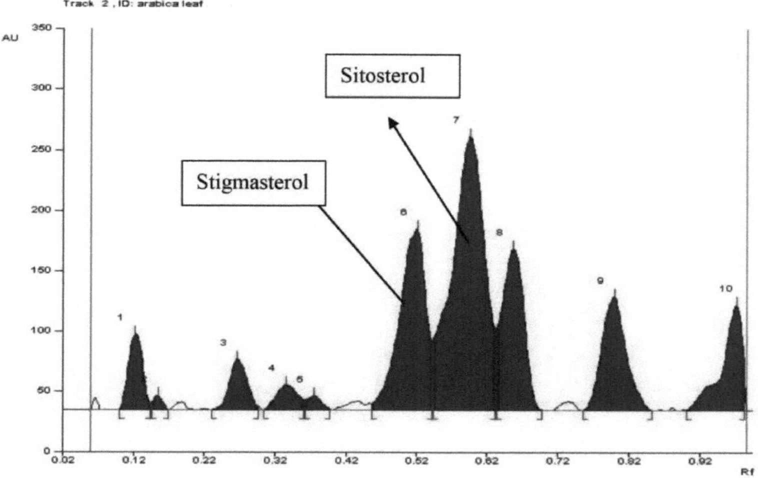

Fig. 23. Perfil cromatográfico da folha de *Acacia arabica*

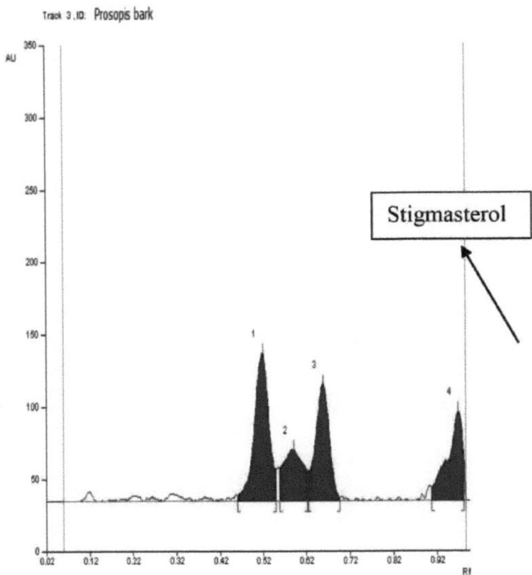

Fig. 24 Perfil cromatográfico da casca de *Prosopis*

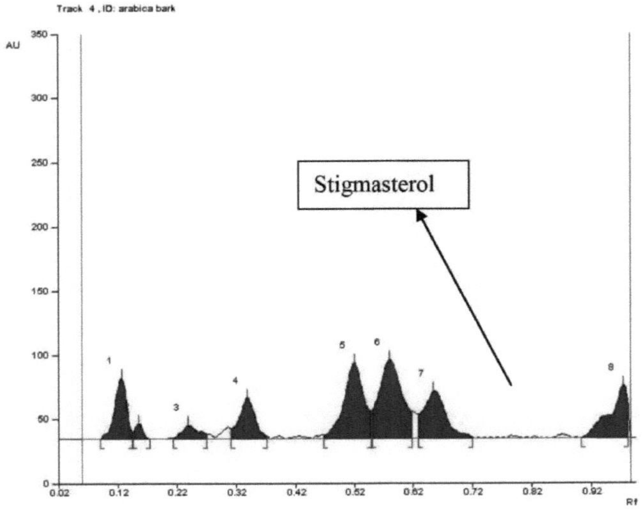

Fig. 25 Perfil cromatográfico da casca de *Acacia*

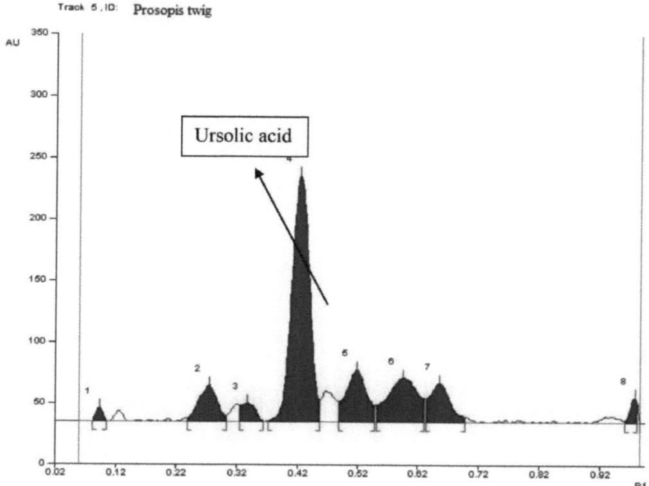

Fig. 26Fig. 26 Perfil cromatográfico do ramo de *Prosopis*

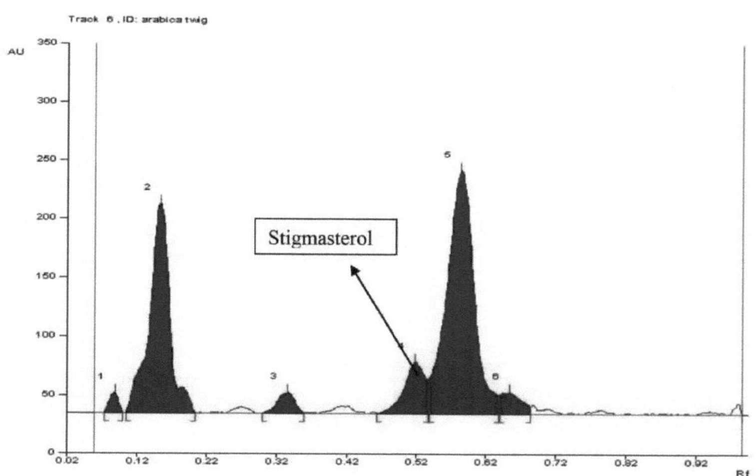

Fig. 27Fig. 27: Perfil cromatográfico do ramo de *Acacia*

5.4 Atividade antioxidante

Tabela 28: Absorvância em várias concentrações.

Concentração	**0.02**	**0.04**	**0.06**	**0.08**	**0.1**
Ácido ascórbico	0.153	0.133	0.114	0.099	0.116

Quercitina	0.217	0.182	0.202	0.211	0.168
Folha de acácia	0.130	0.140	0.131	0.127	0.128
Casca de acácia	0.182	**0.180**	0.176	**0.170**	0.162
Galho de acácia	0.150	0.158	0.153	0.148	0.162
Folha de Prosopis	0.192	0.191	0.190	**0.194**	0.201
Casca de Prosopis	0.161	0.176	0.160	**0.172**	0.170
Galho de Prosopis	0.182	0.186	0.196	**0.176**	0.172

Tabela 29: Percentagem de normas e amostra:

Concentração	**0.02%**	**0.04%**	**0.06%**	**0.08%**	**0.1%**
Ácido ascórbico	74.62%	77.94%	81.09%	83.58%	80.76%
Quercitina	64.01%	69.81%	66.5%	68.01%	72.13%
Folha de acácia	61.76%	**58.82%**	**61.47%**	62.64%	**62.35%**
Casca de acácia	46.4%	**47.05%**	**48.2%**	**50.0%**	**52.3%**
Galho de acácia	55.88%	**53.52%**	55.00%	**56.47%**	**52.35%**
Folha de Prosopis	43.52%	**43.82%**	**44.11%**	**42.94%**	**40.885**
Casca de Prosopis	52.64%	**48.25%**	**52.9%**	**48.4%**	**50.0%**
Galho de Prosopis	46.47%	**45.29%**	**42.35%**	**48.2%**	**49.45**

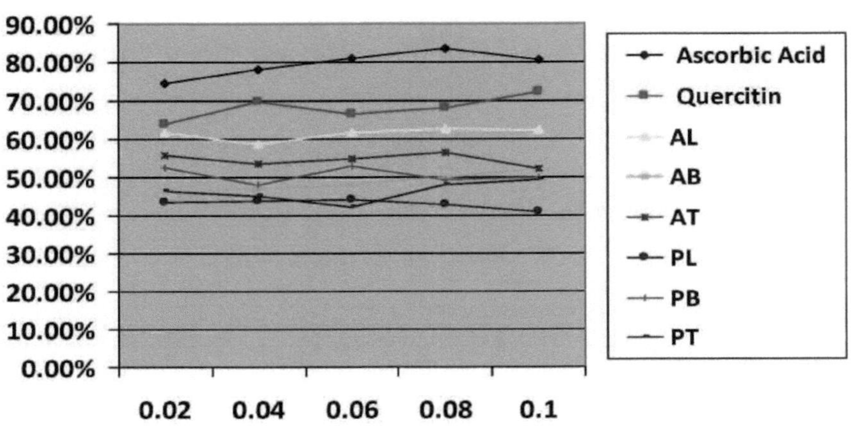

Fig. 28

CAPÍTULO 6. DEBATE

6.1 Estudo farmacognóstico: O estudo botânico é de importância primordial para estabelecer o controlo de qualidade (identificação) de medicamentos à base de plantas. Também pode fornecer um critério adequado para diferenciar as diferentes partes usadas de *Acacia Arabic e Prosopis julifera (Sw).DC.* Foi efectuado um estudo pormenorizado de microscopia macroscópica, microscópica e de pó e um estudo organolético do medicamento em pó da casca do caule, da folha e do galho.

6.2 Análise histoquímica das secções de diferentes partes de *Acacia arabica e Prosopis julifera.*

Os resultados da análise histoquímica mostraram que os taninos estavam presentes em todas as partes da *Acacia arabica* e da *Prosopis julifera(Sw.)DC* . Os cristais de oxalato de cálcio estavam presentes na casca do caule, no pecíolo e no ramo, a celulose estava presente na folha e no ramo e a goma-resina estava presente na casca do caule. Os cristais de oxalato de cálcio são mais comuns em grupos diversificados de plantas. Apresentam as propriedades únicas de pleomorfismo e birrefringência e estavam presentes na casca do caule e nos ramos. A ausência de cutina e suberina mostra a ausência de células do feltro em todas as secções. Todas as partes de todas as secções apresentaram coloração preta quando tratadas com cloreto férrico a 10%, o que revela a presença de taninos. Células pétreas presentes nos galhos de ambas as espécies.

6.3 Parâmetros físico-químicos:

A determinação de várias constantes físico-químicas foi efectuada de acordo com os métodos previstos na Farmacopeia Ayurvédica da Índia (API), bem como nas directrizes da OMS

6.3.1 Teor de humidade total: . Os resultados mostram que a folha da *Acacia arabica tinha o teor* máximo de humidade, seguida da casca do caule e do galho, enquanto o galho da *Prosopis julifera* tinha o teor máximo de humidade, seguido da casca e do galho, de acordo com os resultados apresentados no **quadro**

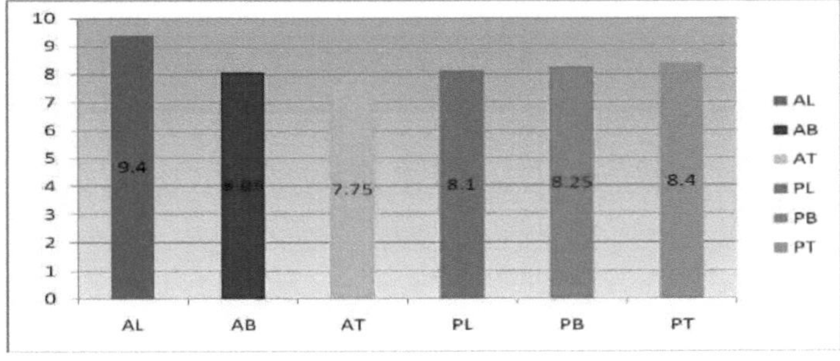

Fig29: Apresentação gráfica do teor de humidade em *Acacia arabica e Prosopis julifera*

6.3.2 Valor total de cinzas, cinzas solúveis em água e cinzas insolúveis em ácido: Os resultados obtidos no estudo mostram que a folha de *Acacia arabica* tem uma maior percentagem de teor de cinzas, seguida da casca do caule e do ramo. A folha de *Acacia arabica* tem uma percentagem máxima de teor de cinzas, de acordo com os resultados apresentados no **quadro**

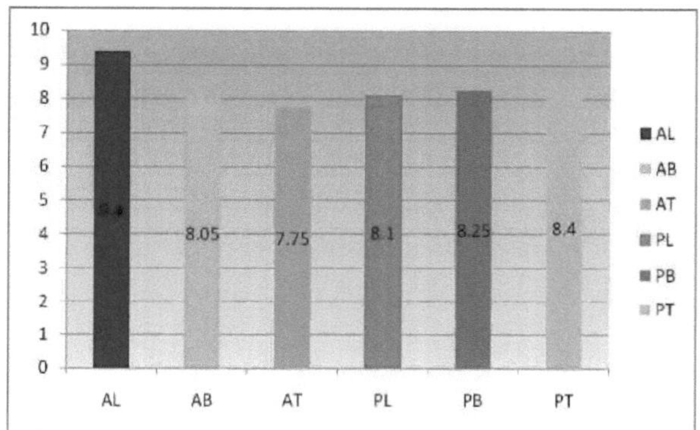

Fig30 Apresentação gráfica do teor total de cinzas em *Acacia arabica e Prosopis julifera*

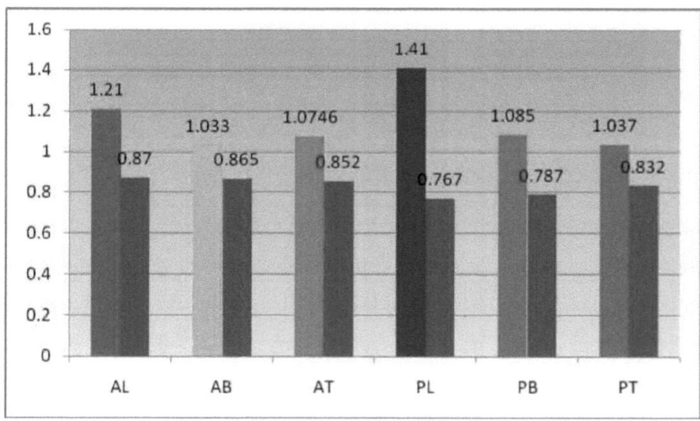

Fig31: Apresentação gráfica do teor de cinzas insolúveis em ácido e solúveis em água em *Acacia arabica e Prosopis julifera*

As folhas *de Acacia arabica e Prosopis julifera* têm um teor máximo de cinzas solúveis em água, seguidas da casca e do ramo.

O galho de *Prosopis julifera tem um* teor máximo de cinzas insolúveis em ácido, seguido da casca do caule e do galho. Enquanto a folha de *Acacia arabica* tem um teor máximo de cinzas insolúveis em ácido, seguida da casca do caule e do galho.

6.3.3 Valor extrativo total: Os resultados dos valores extractivos totais mostram que o galho da *Acacia arabica* contém uma grande percentagem de extrato hexeno-solúvel, seguido da folha e da casca, enquanto a folha da *Prosopis julifera* tem o máximo, seguido da casca e do galho, percentagem máxima na folha da *Prosopis julifera* e mínima no galho. Mas no etnol, tanto a casca do caule tem o teor máximo seguido da folha e do galho, como a casca do caule da *Prosopis julifera* tem o teor máximo de extrato etanólico e o mínimo no galho. Mas no extrato solúvel em água, a folha contém uma maior percentagem de extrato, seguida da casca do caule e do galho, de acordo com os resultados apresentados no **quadro**

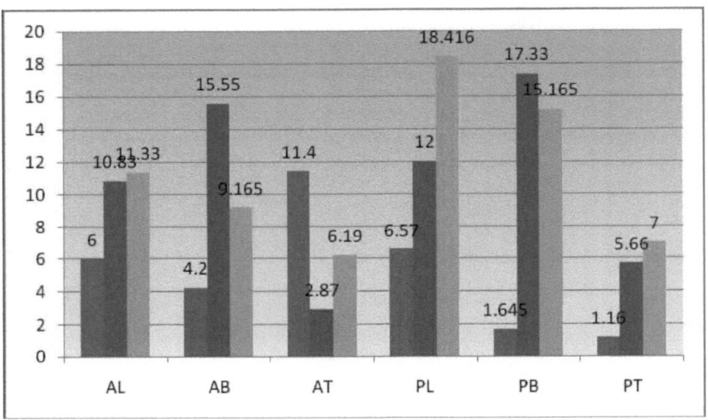

Fig32: Apresentação gráfica dos valores de extrato em *Acacia arabica e Prosopis julifera.*

6.3.4 Teor de açúcar total: Os resultados obtidos no presente estudo mostram o nível de açúcar nos extractos etanólicos a 80% de todas as partes. De acordo com os dados apresentados no **quadro,** a folha da *Acacia arabica* tem o teor máximo de açúcar, seguida da casca do caule e do galho. Enquanto o galho da *Prosopis julifera tem o teor máximo de açúcar, seguido da casca do caule* e do galho. A folha de *Acacia arabica tem um teor de* açúcar mais elevado e a folha de *Prosopis julifera* tem um teor mínimo.

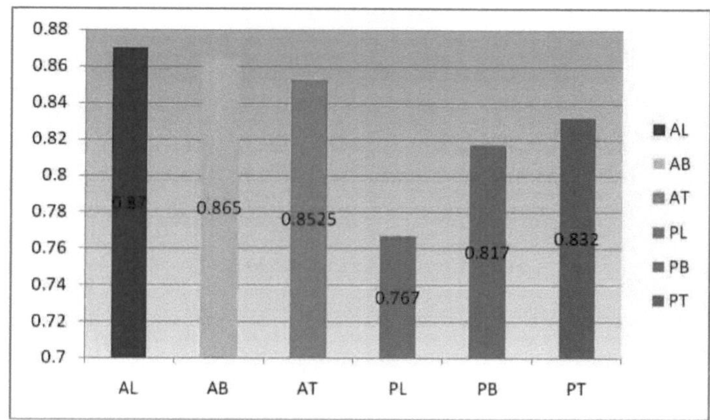

Fig33: Apresentação gráfica do teor de açúcar em *Acacia arabica e Prosopis julifera.*

6.3.5 Teor de amido total: Os resultados obtidos no presente estudo mostram o nível de amido nos extractos etanólicos a 80% de todas as partes. Tanto *a Acacia arabica como a Prosopis julifera* contêm uma percentagem máxima de amido e ambas as folhas contêm uma percentagem mínima. De acordo com os dados apresentados no **quadro,** o ramo contém uma maior quantidade de amido e a folha contém uma quantidade mínima de amido.

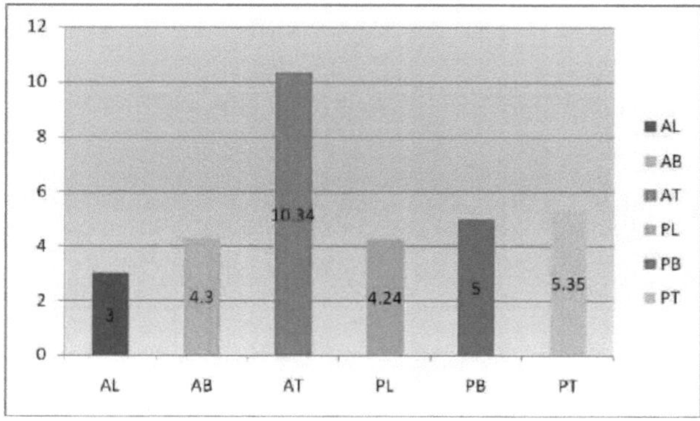

Fig34: Apresentação gráfica do teor de amido em *Acacia arabica e Prosopis julifera.*

6.3.6 Teor total de taninos: Os resultados obtidos no presente estudo mostram o nível de taninos no extrato aquoso das várias partes. O galho da *Acacia arabica e* da *Prosopis julifera* contém uma maior quantidade de taninos em percentagem, seguido do galho e da casca do caule e da menor quantidade de taninos na folha. O galho de *Acacia arabica contém a* percentagem máxima de taninos, enquanto a folha de *Prosopis julifera* contém a percentagem mínima de taninos, de acordo com os resultados apresentados no **quadro**

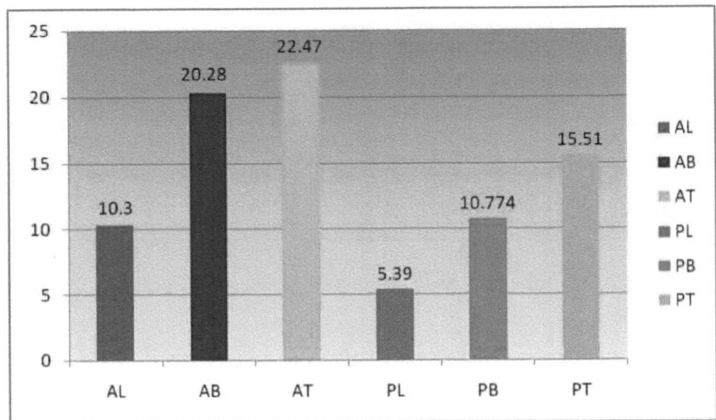

Fig. 35: Apresentação gráfica do teor de taninos totais em *Acacia arabica e Prosopis julifera.*

6.3.7 Teor de fenólicos totais: Os resultados obtidos no presente estudo mostram o nível de compostos fenólicos no extrato metanólico das várias partes. De acordo com os resultados, a folha de *Acacia* contém a quantidade mais elevada de fenóis, seguida da casca do caule e do galho, e a folha de *Prosopis* também contém a quantidade mais elevada, seguida do galho e da casca.

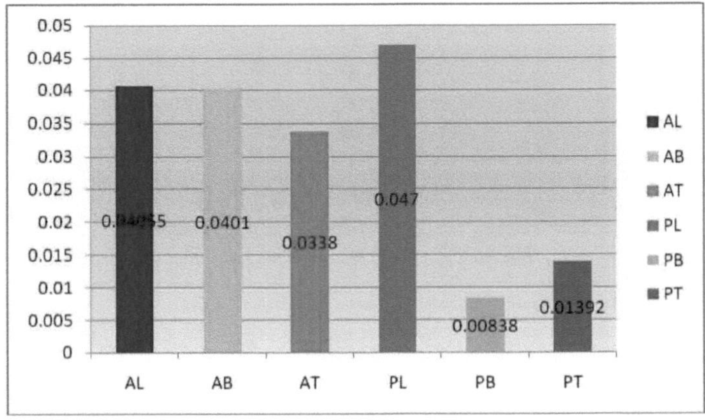

Fig36: Apresentação gráfica do teor de fenol/fenólicos totais em *Acacia arabica e Prosopis julifera*

6.3.8 Teor total de flavonóides: Os resultados obtidos no presente estudo mostram o nível de flavonóides no extrato metanólico das várias partes. O teor total de flavonóides foi muito mais elevado na folha, seguido da casca do caule e do galho. A folha de *Prosopis julifera* contém a quantidade máxima de flavonóides e o galho contém a mínima. De acordo com os resultados apresentados no **quadro**

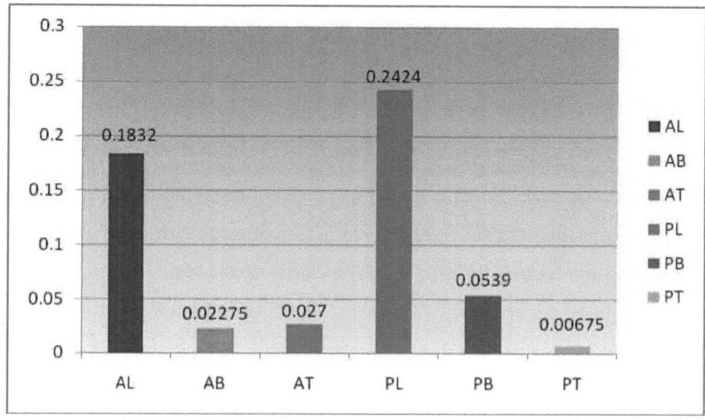

Fig. 37: Apresentação gráfica do teor de flavonóides totais em *Acacia arabica e Prosopis julifera.*

6.4 Rastreio fitoquímico preliminar:

6.4.1 Valor extrativo de solventes sucessivos: De acordo com os resultados tabulados na **tabela,** o valor extrativo dos extractos de n-hexano foi máximo na folha, seguido do galho e da casca do caule, o extrato de clorofórmio foi máximo na folha, seguido da casca do caule e do galho, o extrato de acetona foi máximo na casca do caule, seguido da folha e o mais baixo no galho, o extrato de etanol foi máximo na casca do caule, seguido da folha e do galho, o extrato de água foi máximo na folha de Acacia, seguido da casca do caule e do galho, enquanto a casca do caule de *Prosopis julifera(Sw.)DC.* tem o valor máximo e o mais baixo na folha.

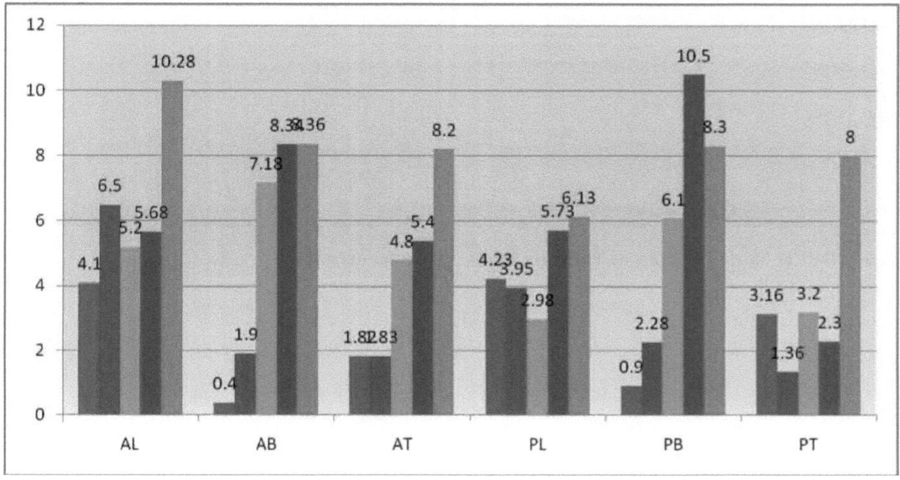

Fig38: Apresentação gráfica da preparação do extrato através do método de percolação a quente

(aparelho Soxhlet) em *Acacia arabica e Prosopis julifera* .

6.4.2 Determinação dos componentes químicos no extrato metanólico das várias partes de *Acacia arabica e Prosopis julifera.* utilizando a Cromatografia de Camada Fina de Alto Desempenho (HPTLC):

Resultado obtido no presente estudo no perfil HPTLC do extrato metanólico da folha, caule e galho de *Acacia arabica e Prosopis julifera* ... pelo sistema CAMAG HPTLC com software de programação wincats-3; documentação vídeo das placas pelo sistema CAMAG Reproster-3 sob UV 254 nm, 366 nm, e em luz visível após pós derivação com reagente de ácido sulfúrico anisaldeído.

6.5 Estudos biológicos:

Atividade antioxidante: A atividade de eliminação do radical livre DPPH in-vitro do extrato metanólico de todas as partes de *Acacia Arabica e Prosopis julifera (Sw.)DC.* foi comparada com o ácido ascórbico e a quercitina (padrão utilizado), o que mostrou que o extrato da folha de Arabica apresenta uma atividade mais elevada, seguida da casca e dos ramos. A uma concentração de 0,1 mg/ml, a atividade de eliminação da folha atingiu 62,34%, enquanto que, à mesma concentração, a casca e o ramo têm 52,3% e 52,35% de atividade, a folha de Prosopis tem uma atividade mínima de 40,88% e o ramo e a casca têm 49,4% e 50% de atividade. De acordo com os resultados apresentados na **tabela.**

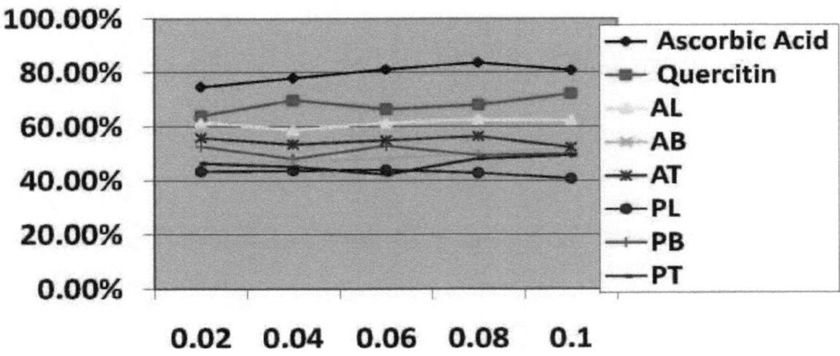

Fig. 39: DPPH % de inibição de radicais livres Vs Concentração

CONCLUSÃO

Conclui-se que a planta em causa é a *Acacia arabica* e a *Prosopis julifera. Efectuei* o estudo farmacognóstico comparativo entre *a Acacia arabica* e a *Prosopis julifera* e concluo que *a Acacia arabica* desempenha um papel mais significativo e tem mais valor científico.

O presente estudo teve como objetivo o estudo farmacognóstico. As plantas *Acacia Arabica* e *Prosopis julifera* foram estudadas quanto às características farmacognósticas, nomeadamente, morfologia, microscopia, físico-química, parâmetros que podem ser utilizados na identificação e autenticação de plantas. O rastreio sucessivo, extrativo e fitoquímico revelou a presença de taninos, alcalóides, esteróides e terpenóides em vários extractos, no entanto, a maioria dos fitoconstituintes com potencial medicinal estava presente em extractos alcoólicos e aquosos, extractos metanólicos utilizados para a análise HPTLC. Várias propriedades medicinais foram cientificamente estabelecidas por vários trabalhadores.

REFERÊNCIAS

1. Agrawal, S. S., Paridhavi, M, 2007 Herbal drug technology; Universities press (India) private limited, p.1-5.

2. Ahmad Viqar uddin e azra sultana,1989. Uma diketona terpenóide das folhas de *prosopis juliera* HEJ instituto de investigação de química, *fitoquímica,*. Vol. 28, pp. 278-279.

3. Ajay Kumar Meena ,2009. Parveen Bansal, Sanjiv Kumar, *Plants-herbal wealth as a potential source of ayurvedic drugs / Asian Journal of Traditional Medicines,* Vol. *4,* pp.4.

4. Alejandro tapia et al, 2006. Alcalóides biologicamente activos e um eliminador de radicais livres de espécies de *prosopis. journal of ethnopharmacology,* Vol.71, pp. 241246.

5. Aqeel Ahmad et.al, 1992. Immunomodulating effect of juliflorine on the antibody response to listeria hemolysin, *journal of islamic academy of sciences.* Vol. 5, número 3, pp. 189-193.

6. Anónimo (1984), Official Methods of Analysis of Association of official Analytical Chemists (AOAC), Virgínia, EUA.

7. A.Rajendran et al.,2010. Phytochemical studies and pharmacological investigations on the flowers of *Acacia arabica" African Journal of Pure and Applied Chemistry*, Vol. 4, issue 10, pp. 240-242.

8. Badreldin H. Ali et al.,2008. food and texicology Departments of Pharmacology and Clinical Pharmacy.

9. Testes Básicos para Medicamentos, Substâncias Farmacêuticas, Materiais de Plantas Medicinais e Formas de Dosagem. Organização Mundial de Saúde, Genebra, 1998.

10. Bhushan Patwardhan, Ashok D. B. Vaidya, *2004. Ayurveda and natural products drug discovery, current science*, vol. 86, no. 6, pp. 789-791.

11. Bodekar ,G, et al.,2005.Global Atlas of Traditional, Complementary and Alternative Medicine. Conjunto de 2 volumes. O Vol. 1 contém texto e o Vol. 2, mapas. Organização Mundial de Saúde, Genebra.

12. Botanical.com. Uma erva moderna da Sra. M. Grieve.

13. Bray H. C. e Thorpe W. V. (1954), Analysis of Phenolic compounds of interest in metabolism, Meth. Biochem. Analysis, Vol.1, pp. 27-52.

14. British Herbal Pharmacopoeia, British Herbal Medicine Association, 1996.

15. Bukhtiar H. Shah et al,1997. The antiplatelet aggregatory activity of *Acacia nilotica* is due to

blockade of calcium influx through membrane calcium channels,*General Pharmacology*, vol. 29, issue 2, 251-255.

16. Burkart, A., 1976. Uma monografia do género *Prosopis* (Leguminosae subfam. Mimosoideae*)*. *J. Arn. Arb.* Vol.57, número 3, pp.450-525.

17. Calixto J.B.,2000. Eficácia, segurança, controle de qualidade, comercialização e diretrizes regulatórias para medicamentos fitoterápicos, Braz. *J Med Biol Res*, Vol. 33, issue 2, pp.179-189.

18. Calixto, J. B. Braz, 2000. *J. Med. Biol. Res*. Vol. 33, pp. 179.

19. C. Dinesh Kumar,2007. *Pharmacognosy can help minimize accidental misuse of herbal medicine Current Science,* Vol. 93, pp. 10, 25.

20. Clark DT.,1993. Os efeitos da goma de Acacia arabica no crescimento in vitro e nas actividades de protease de bactérias periodontopáticas. *J Clin Periodontol*. Vol.20, número 4, pp.238-43.

21. Clement, B.A., Goff, C.M.,1998. Forbes, T.D.A. Toxic Amines and Alkaloids from Acacia rigidula, Phytochem. , vol 49, número 5, pp . 1377.

22. Chauhan Malti e Pillai APG (2005), Microscopic profile of powdered drugs used in Indian System of Medicine, Institute of Ayurvedic Medicinal Plant Sciences, Gujarat Ayurved University, Gujarat, India.

23. De Smet. P.A.G.M, 1999. *Drug Inf. J.* Vol. *33, 717.*

24. De Smet, P.A.G.M,1995. Health Risks of Herbal Remedies *Drug Safety* Vol,. *13*. pp. 81.

25. Bases de dados fitoquímicas e etnobotânicas do Dr. Duke.

26. Elfranco Malan, 1991. Derivados de (+)-catequina-5-galato da casca de *Acacia nilotica* Phytochemistry. Vol.30, número 8, pp.2737-2739.

27. Eskinazi, D.P.,1998. Factors That Shape Alternative Medicine, JAMA.Vol.280, issue 18, pp.1 .

28. Ez Ordon L. A. A. *et al.,* (2006), Antioxidant activities of Sechium edule (Jacq.) Swart extracts,Vol. 97, pp.452-458621-1623.

29. Directrizes gerais para as metodologias de investigação e avaliação da medicina tradicional. Organização Mundial de Saúde, Genebra, 2002.

30. George smith, Herbs in medicine Triple Helix Autumn 04, pp. 12.

31. Goldman,P.,2001. *Herbal Medicines Today and the Roots of Modern Pharmacology*, Vol. 135, pp. 594-600.

32. Directrizes para a avaliação de medicamentos à base de plantas. Série de Relatórios Técnicos da OMS, n.º 863. Organização Mundial de Saúde, Genebra, 1996.

33. Guidelines on Quality of Herbal Medicinal Products/Traditional Medicinal Products, EMEA/CVMP/814OO Review. Agência Europeia de Avaliação dos Medicamentos (EMEA), Londres, 2005.

34. Harborne J B (1998), Phytochemical methods-a guide to modern techniques of plant analysis, Springer

35. Hartwell, J.L. 1967-1971. Plantas utilizadas contra o cancro.

36. Hiroshi Nakano et.al ,2009. Relações estrutura-atividade de alcalóides de mesquite (*Prosopis juliflora* (Sw.) DC.)" Biomedical and Life Sciences Plant Growth Regulation, vol. 3, pp. 207-210.

37. H. Mallik et.al,2004. **Ionic** conduction in photosensitive biocomplex of *Acacia arabica* Solid State Ionics, vol. 175, issue 1-4, pp. 769-772.

38. Hsu, C.K., Leo, et al, 1995. *Arch. Intern. Med*, Vol.*155*, pp. 2245.

39. http://en.wikipedia.org/wiki/acacia

40. Inamdar N et al., 2008. Herbal drugs in milieu of modern drugs, *International journal of green pharmacy*, www.greenpharmacy.info vol.2, issue 1.

41. Indian Herbal Pharmacopoeia, Indian Drug Manufacturers' Association, Mumbai, 2002.

42. Joanne B, 2003. Qualidade, eficácia e segurança das medicinas complementares: modas, factos e o futuro. Parte 1: Regulamentação e qualidade. Br *J Clin Pharmacol* Vol.55, pp. 226-233.

43. Joshi,K. , Preeti Chavan, 2004.Current Sciences, , Vol 87 (2).

44. Kalpana Joshi, 2004. *Molecular markers in herbal drug technology current science*, vol. 87, no. 2, pp.159-163.

45. Khandelwal K. R. (2001), Practical Pharmacognosy, Nirali Prakashan, Pune.

46. Khatoon Sayyada e Mehrotra Shanta, Bark Drugs, NISCAIR, Nova Deli, 1st ed., pp. 1-9. , pp. 1-9.

47. K.K. Bhutani, 2000. Finger-Printing of Ayurvedic Drugs, The Eastern Pharmacist, pp.21-26.

48. Kokate, C.K. et. al, 2008,'Pharmacognosy' 37th edition, Nirali prakashan, p. 105120, 1-3.

49. Kokila A. Parmar et al, 2010. Anti-viral em células HEL, culturas de células HeLa, atividade antibacteriana e antioxidante de extractos de sementes de *Acacia arabica* através da utilização do método do radical livre DPPH. *J. Chem. Pharm. Res*, vol. 2, issue 4, pp.324-332.

50. Kushwaha S. K. S., 2010. *Papel dos Marcadores na Normalização de Medicamentos à Base de Plantas*: A Review, Archives of Applied Science Research, Vol. 2 Issue 1, pp. 225-229.

51. Lal Saini Mohan et al, 2008. Estudos farmacognósticos e antimicrobianos comparativos de espécies de *acácia*. *Journal of Medicinal Plants Research,* Vol. 2, número, pp. 378-386.

52. Li,S., Han,Q.,et al., 2008. Marcadores químicos para o controlo de qualidade de medicamentos à base de plantas: uma visão geral, *Medicina Chinesa*, Vol. **3**, pp.7.

53. Loew, D, Kaszkin, M., 2002. Approaching the problem of bioequivalence of herbal medicinal products Phytotherapy Research, Vol. 16,_Issue 8,_pp. 705-711.

54. Mohamed I. Gazi,1991. The finding of antiplaque features in Acacia *Arabica* type of chewing gum *Journal of Clinical Periodontology,* vol. 18, issue 1, pp.75-77.

55. Monographs on Selected Medicinal Plants, Vol. 2, Organização Mundial de Saúde, Genebra, 2002.

56. Monographs on Selected Medicinal Plants, Vol. 1, Organização Mundial de Saúde, Genebra, 1999.

57. Montgomery R. (1957), Determination of glycogen, Arch. Biochem. Biophys, Vol. 67, pp.378-386

58. M.P. Raghavendra1 et.al, 2009, Extractos alcalóides de *Prosopis juliflora* (Sw.) DC. (Mimosaceae) contra Alternaria alternate. *Journal of Biopesticides*, vol. 2, número 1, pp. 56-59.

59. Pulok K. Mukherjee, 2003. *Exploring Botanicals in Indian System of Medicine*- Regulatory Perspectives, Vol. 20, pp. 249-264.

60. P. Khristova e I. Karar, (1999) polpa de soda-antraquinona de três subespécies de *Acacia nilotica* Bioresource Technology, Vol. **68,** Issue 3, pp.209-21

61. Quality control methods for medicinal plant materials (1992), Organização Mundial de Saúde, Genebra, WHO/PHARM/92.559/rev.1

62. Garantia de Qualidade de Produtos Farmacêuticos: A Compendium of Guidelines and Related Materials, Vol. 2: Good Manufacturing Practices and Inspection. Organização Mundial de Saúde, Genebra, 1996.

63. Métodos de controlo de qualidade para materiais de plantas medicinais .

Organização Mundial da Saúde, Genebra, 1999.

64. Métodos de controlo de qualidade para materiais de plantas medicinais , WorldHealth

Organização, Genebra, 1998. ISO 9000; Manual de Sistemas de Qualidade, Quarta Edição, 2001.

65. Raina MK,2003. Controlo de qualidade de formulações à base de plantas e herbóreos-minerais. *Indian J Nat Prod*, Vol. 19, número 1, pp. 11-15.

66. Rajbir Singh et.al; 2010. the umbelliferone - An antioxidant isolated from *Acacia nilotica* Food Chemistry, Vol.120, Issue 3, pp. 825-830.

67. Tendências recentes na utilização de produtos à base de plantas e outros produtos naturais Judith P. Kelly, MS; David W. Kaufman, ScD; Katherine Kelley, RPh; Lynn Rosenberg, ScD; Theresa E. Anderson, RN; Allen A. Mitchell, MD *Arch Intern Med.* 2005;165:281-286.

68. R. Sundaram, SK Mitra,2007. A atividade antioxidante da fração solúvel em acetato de etilo da casca de *Acacia arabica* em ratos. Artigo de investigação, vol. 39, número 1, pp.33-38.

69. Saad Mohamed Hussein Ayoub, 1996. Propriedades algicidas de espécies de Acacia , vol. *23*, pp.389-390 .

70. Schier, W., Sachsa, B., Schultze, W. *Dtsch Apoth. Ztg*. 1994, Vol.*134*, pp.4569.

71. S Dev, 1999. Concordância antiga-moderna em plantas ayurvédicas: alguns exemplos. Environ Health PerspecT, Vol. 107, issue 10, pp. 783-789.

72. Shachi Singh et al, 2011. Propriedades antibacterianas de fracções ricas em alcalóides obtidas de várias partes de *Prosopis juliflora. Jornal Internacional de Ciências Farmacêuticas e Investigação (IJPSR),* Vol.2, número 3, pp. 114-120.

73. Sharma, I.K. 1981. Ecological and economic importance of *Prosopis juliflora* in the Indian Thar Desert.

74. Shinde V, 2004. Exploração de marcadores moleculares no controlo de qualidade de medicamentos à base de plantas. Tese de mestrado. Universidade Bharati Vidyapeeth, Departamento de Farmacognosia.

75. Shrikumar Sapna, Ravi T.K., 2007. Approaches towards Development and Promotion of Herbal Drugs, Pharmacognosy Reviews, Vol 1, Issue 1.

76. Singh ,A.P, Ayurveda and Drug Standardization.

77. Singh KN et al, 1975. Hypoglycaemic activity of Acacia arabica, Acacia benthami and Acacia modesta leguminous seed diets in normal young albino rats, *Indian J Physiol Pharmacol,* vol.19, issue 3, pp.167-168.

78. Skalli S, Zaid A, e Soulaymani R, 2007.Drug Interactions With Herbal Medicines Ther Drug Monit, Vol. 29, pp. 270.

79. Songlin Li, Quanbin Han, Chunfeng Qiao, Jingzheng Song, Chuen Lung Cheng e Hongxi Xu, Medicina Chinesa, 2008, 3-7.

80. Sourav Sharma, I.K. 1981. Ecological and economic importance of *Prosopis juliflora* in the Indian Thar Desert.

81. S. Pradhan e A. Sarkar(2009) "Melhoria da condutividade eléctrica no complexo de Goma Acácia.

82. Stellaa Robertson et al.,2010. Características anatómicas comparativas de *Prosopis cineraria* (L.) Druce e *Prosopis juliflora* (Sw.),DC (Mimosaceae), vol 4, pp. 275-280.

83. The Ayurvedic Pharmacopoeia of India ,2001 publicado pelo Governo da Índia, Ministério da Saúde e do Bem-Estar Familiar, Departamento de Ayush; Vol.2, Issue1, pp.42.

84. The International Pharmacopeia, Vol. 1: General Methods of Analysis, 3rd edn. Organização Mundial de Saúde, Genebra, 1979.

85. T. SivaKumar et.al, 2009. Isolamento de constituintes químicos da casca de *Prosopis juliflora* e atividade anti-inflamatória dos seus extractos metanólicos. *Journal of Pharmacy Research,* Vol.2, Issue 3.

86. Trease and evans;2008 A Textbook of Pharmacognosy, 14th edition, p. 3.

87. A utilização de medicamentos essenciais. Oitavo relatório do Comité de Peritos da OMS. Organização Mundial de Saúde, Genebra, 1990.

88. The International Pharmacopeia, Vol. 3: Quality Specifications for Pharmaceutical Substances, Excipients, and Dosage Forms, 3rd edn. Organização Mundial de Saúde, Genebra, 1988.

89. Thomas, J. 1997. Investigação sobre plantas medicinais e aromáticas na Índia. In PNUD. 1997.Proc. Curso de formação sobre Exploração Industrial de Plantas Medicinais e Aromáticas Indígenas. Beijing, China.

90. Vajpeyi nee Ranjana et al, 1981. Dois glicosídeos flavonóides da casca de *prosopis juliflora* phytochemistry , Vol. 20, pp. 339-340.

91. V. M. Shinde, et al, 2007.Analysis for Determination of Components in Herbal Medicine, Ecam.

92. Wickramasinghe, M. Bandaranayake, 2006. Controlo de qualidade, rastreio, toxicidade e regulamentação de medicamentos à base de plantas, Modern Phytomedicine. Turning Medicinal Plants into Drugs, Editado por I. Ahmad, F. Aqil, e M. Owais, WILEY-VCH Verlag GmbH & Co. KGaA, Weinheim.

93. Directrizes da OMS para a utilização adequada de medicamentos à base de plantas. Publicações Regionais da OMS, Série Pacífico Ocidental n.º 3, Gabinete Regional da OMS para o Pacífico Ocidental, Manila, 1998.

94. Warrier P.K. et al.2002. *Indian medicinal plants :A compendium of 500 species*, publicado por Orient Longman Private Limited, Vol.5 , pp.92-95.

95. Yasir *et al,*2010. Efeito hipoglicémico e anti-hiperglicémico de diferentes extractos de casca de acácia *arabica lamk* em ratos diabéticos normais e induzidos por aloxano. *Jornal Internacional de Fitomedicina,* vol. 2, pp. 133-138.

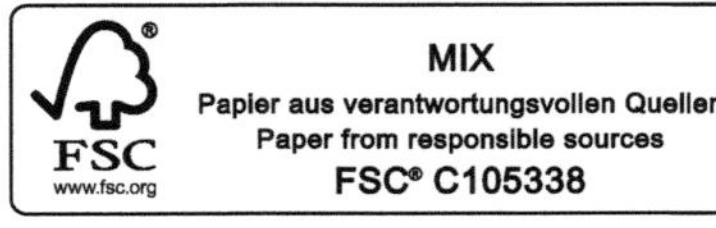

Printed by Books on Demand GmbH, Norderstedt / Germany